THE EAT-CLEAN DIET Companion

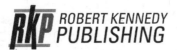
RKP ROBERT KENNEDY PUBLISHING

Published by Robert Kennedy Publishing
400 Matheson Blvd. West
Mississauga, ON
L5R 3M1 Canada
Visit us at **www.eatcleandiet.com**
and **www.toscareno.com**

Senior Production Editor: Wendy Morley
Art Director: Gabriella Caruso Marques
Editorial Designer: Ellie Jeon

Library and Archives Canada Cataloguing in Publication

Reno, Tosca, 1959-
    The eat-clean diet companion / Tosca Reno.

ISBN 978-1-55210-072-1

    1. Women--Nutrition. 2. Women--Health and hygiene.
I. Title.

RM222.2.R463 2009   613.2082   C2009-902012-2

10 9 8 7 6 5 4 3 2 1

Distributed in Canada by
NBN (National Book Network)
67 Mowat Avenue, Suite 241
Toronto, ON
M6K 3E3

Distributed in USA by
NBN (National Book Network)
15200 NBN Way
Blue Ridge Summit, PA
17214

Printed in Canada

IMPORTANT

The information in this book reflects the author's experiences and opinions and is not intended to replace medical advice.

Before beginning this or any nutritional or exercise regimen, consult your physician to be sure it is appropriate for you. Ask for a physical stress test.

Personal Information

NAME _____

ADDRESS _____

CITY _____ STATE _____ ZIP _____

PHONE _____

CELL _____

COMPANY NAME _____

ADDRESS _____

CITY _____ STATE _____ ZIP _____

PHONE _____

CELL _____

Emergency Information

NOTIFY _____ RELATIONSHIP _____

PHONE _____ WORK PHONE _____

ADDRESS _____

CITY _____ STATE _____ ZIP _____

OR NOTIFY _____ RELATIONSHIP _____

PHONE _____ WORK PHONE _____

ADDRESS _____ STATE _____ ZIP _____

Medical Information

PHYSICIAN _____ PHONE _____

INSURANCE/HMO _____

BLOOD TYPE _____ ALLERGIES _____

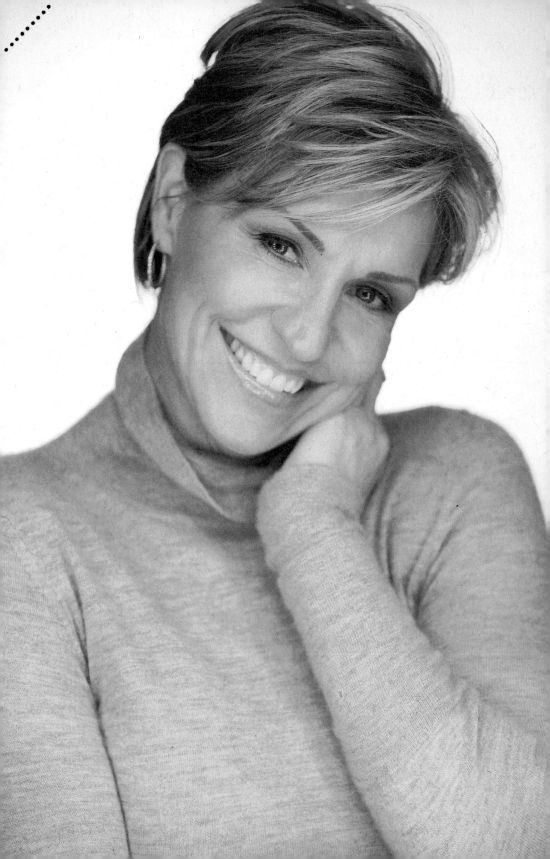

EAT CLEAN FOR HEALTH AND LIFE

The charting of your journey is far more successful if you make it a habit to track your comings and goings. The same applies to eating. It is, after all, something we do daily. Eating should help us become our best selves, with both our health and our physiques. Statistics show that those of us who employ the good-for-you habit of tracking our eating enjoy up to 50 percent greater health benefits than those who don't. Kind of makes you want to pick up that pencil, doesn't it?

Here for you is *The Eat-Clean Diet Companion*. The food-tracking section gives you a special place to record your daily eating. Don't be embarrassed about what you have and haven't eaten. Let those blank pages be a place for you to dump your eating issues, concerns, indulgences and more. Confide all the details – even the tray of brownies hiding under your bed or the fact that you skipped virtually all your meals. This is the baseline. From here on in eating will become a healthier undertaking.

But tracking your eating is only part of the process. I have given you space to write your goals and record your progress. Sometimes you can't see how far you've traveled until you look back at where you've been. And to help you on that journey, I give you quotes, tips, and places to judge the efficacy of what you're doing … and to rethink your path, if necessary. There is nothing I want more than to see you succeed, and in this book I do my best to help you along the way. I invite you to share your stories with me.

Remember, I am always listening.

Sincerely,

Tosca Reno

PERSONAL DATA

DATE		Weight	
		Body-fat percentage	

MEASUREMENTS

Chest		Hips	
Waist		Right Arm:	
Right Thigh		– relaxed	
Left Thigh		– flexed	
Right Calf		Left Arm:	
Left Calf		– relaxed	
		– flexed	

Put your before
photo here

GOALS

THE BEGINNING OF MY JOURNEY

Setting goals is the key to success. Each goal is a stepping stone toward your ideal self.

MY GOALS FOR MY PHYSICAL APPEARANCE:

MY GOALS FOR MY HEALTH & WELLNESS:

MY GOALS FOR MY STRENGTH & FITNESS:

WEEKLY FOOD TRACKER

DATE

	MORNING START	MIDMORNING BOOSTER	LUNCHTIME REFUEL
MON	LP : SCC : CCFV : ☐ WATER	LP : SCC : CCFV : ☐ WATER	LP : SCC : CCFV : ☐ WATER
TUES	LP : SCC : CCFV : ☐ WATER	LP : SCC : CCFV : ☐ WATER	LP : SCC : CCFV : ☐ WATER
WED	LP : SCC : CCFV : ☐ WATER	LP : SCC : CCFV : ☐ WATER	LP : SCC : CCFV : ☐ WATER
THUR	LP : SCC : CCFV : ☐ WATER	LP : SCC : CCFV : ☐ WATER	LP : SCC : CCFV : ☐ WATER
FRI	LP : SCC : CCFV : ☐ WATER	LP : SCC : CCFV : ☐ WATER	LP : SCC : CCFV : ☐ WATER
SAT	LP : SCC : CCFV : ☐ WATER	LP : SCC : CCFV : ☐ WATER	LP : SCC : CCFV : ☐ WATER
SUN	LP : SCC : CCFV : ☐ WATER	LP : SCC : CCFV : ☐ WATER	LP : SCC : CCFV : ☐ WATER

REMINDER: You need complex carbohydrates with every meal, but that doesn't always mean starches. Stick to 2-4 servings of starchy carbs each day.

LEGEND

LP = Lean Protein (meat, fish, tofu, etc.) **5-6 servings daily**
SCC = Starchy Complex Carbs (banana, rice, sweet potato, pasta, etc.) **2-4 servings daily**
CCFV = Complex Carbs from Fruit and Vegetables **5-6 servings daily**
HF = Healthy Fats (olive oil, avocado, flaxseed, nuts, etc.) **2-3 servings daily**
S = Supplements (vitamins, minerals, etc.)

MIDAFTER-NOON MUNCH	DINNER DELIGHT	BEFORE BED IF HUNGRY	HF/S FOR DAY
LP : SCC : CCFV : ☐ WATER	LP : SCC : CCFV : ☐ WATER	LP : SCC : CCFV : ☐ WATER	HF : S :
LP : SCC : CCFV : ☐ WATER	LP : SCC : CCFV : ☐ WATER	LP : SCC : CCFV : ☐ WATER	HF : S :
LP : SCC : CCFV : ☐ WATER	LP : SCC : CCFV : ☐ WATER	LP : SCC : CCFV : ☐ WATER	HF : S :
LP : SCC : CCFV : ☐ WATER	LP : SCC : CCFV : ☐ WATER	LP : SCC : CCFV : ☐ WATER	HF : S :
LP : SCC : CCFV : ☐ WATER	LP : SCC : CCFV : ☐ WATER	LP : SCC : CCFV : ☐ WATER	HF : S :
LP : SCC : CCFV : ☐ WATER	LP : SCC : CCFV : ☐ WATER	LP : SCC : CCFV : ☐ WATER	HF : S :
LP : SCC : CCFV : ☐ WATER	LP : SCC : CCFV : ☐ WATER	LP : SCC : CCFV : ☐ WATER	HF : S :

REMINDER: Healthy fats are important, but you don't need to eat them with every meal. Two or three servings each day is fine.

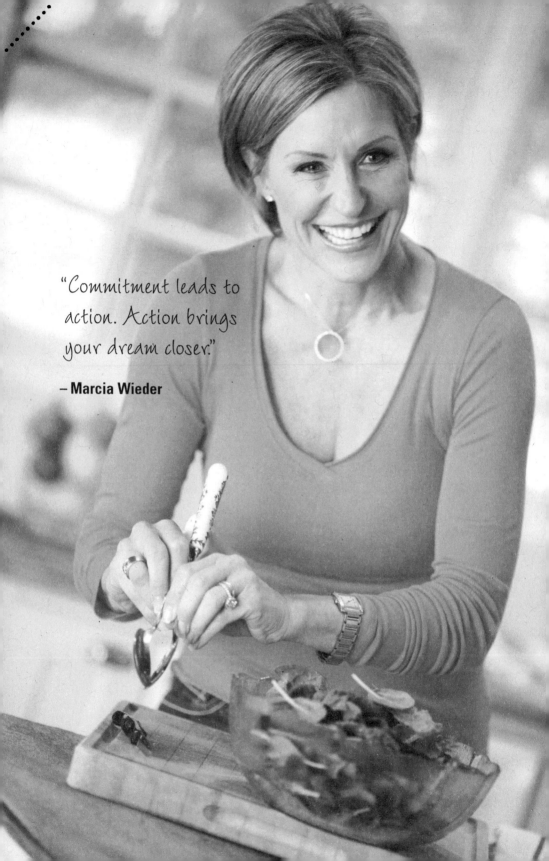

"Commitment leads to
action. Action brings
your dream closer."

– Marcia Wieder

FOOD TIP

The planet contains all the plants we need to eat in order to keep us healthy. The greater the variety of plants we consume each day the better our health. Strive to eat a minimum of five servings of fruits and vegetables each day, with a heavy emphasis on vegetables.

WEEKLY GOAL

SHOPPING LIST

Lean Protein
- [ ]
- [ ]
- [ ]
- [ ]
- [ ]
- [ ]

Starchy Complex Carbs
- [ ]
- [ ]
- [ ]
- [ ]
- [ ]
- [ ]

Fruit & Vegetables
- [ ]
- [ ]
- [ ]
- [ ]
- [ ]
- [ ]

Healthy Fats
- [ ]
- [ ]
- [ ]

Supplements
- [ ]
- [ ]
- [ ]

WEEKLY FOOD TRACKER

DATE

	MORNING START	MIDMORNING BOOSTER	LUNCHTIME REFUEL
MON	LP : SCC : CCFV : ☐ WATER	LP : SCC : CCFV : ☐ WATER	LP : SCC : CCFV : ☐ WATER
TUES	LP : SCC : CCFV : ☐ WATER	LP : SCC : CCFV : ☐ WATER	LP : SCC : CCFV : ☐ WATER
WED	LP : SCC : CCFV : ☐ WATER	LP : SCC : CCFV : ☐ WATER	LP : SCC : CCFV : ☐ WATER
THUR	LP : SCC : CCFV : ☐ WATER	LP : SCC : CCFV : ☐ WATER	LP : SCC : CCFV : ☐ WATER
FRI	LP : SCC : CCFV : ☐ WATER	LP : SCC : CCFV : ☐ WATER	LP : SCC : CCFV : ☐ WATER
SAT	LP : SCC : CCFV : ☐ WATER	LP : SCC : CCFV : ☐ WATER	LP : SCC : CCFV : ☐ WATER
SUN	LP : SCC : CCFV : ☐ WATER	LP : SCC : CCFV : ☐ WATER	LP : SCC : CCFV : ☐ WATER

REMINDER: You need complex carbohydrates with every meal, but that doesn't always mean starches. Stick to 2-4 servings of starchy carbs each day.

LEGEND

LP = Lean Protein (meat, fish, tofu, etc.) **5-6 servings daily**
SCC = Starchy Complex Carbs (banana, rice, sweet potato, pasta, etc.) **2-4 servings daily**
CCFV = Complex Carbs from Fruit and Vegetables **5-6 servings daily**
HF = Healthy Fats (olive oil, avocado, flaxseed, nuts, etc.) **2-3 servings daily**
S = Supplements (vitamins, minerals, etc.)

MIDAFTER-NOON MUNCH	DINNER DELIGHT	BEFORE BED IF HUNGRY	HF/S FOR DAY
LP : SCC : CCFV : ☐ WATER	LP : SCC : CCFV : ☐ WATER	LP : SCC : CCFV : ☐ WATER	HF : S :
LP : SCC : CCFV : ☐ WATER	LP : SCC : CCFV : ☐ WATER	LP : SCC : CCFV : ☐ WATER	HF : S :
LP : SCC : CCFV : ☐ WATER	LP : SCC : CCFV : ☐ WATER	LP : SCC : CCFV : ☐ WATER	HF : S :
LP : SCC : CCFV : ☐ WATER	LP : SCC : CCFV : ☐ WATER	LP : SCC : CCFV : ☐ WATER	HF : S :
LP : SCC : CCFV : ☐ WATER	LP : SCC : CCFV : ☐ WATER	LP : SCC : CCFV : ☐ WATER	HF : S :
LP : SCC : CCFV : ☐ WATER	LP : SCC : CCFV : ☐ WATER	LP : SCC : CCFV : ☐ WATER	HF : S :
LP : SCC : CCFV : ☐ WATER	LP : SCC : CCFV : ☐ WATER	LP : SCC : CCFV : ☐ WATER	HF : S :

REMINDER: Healthy fats are important, but you don't need to eat them with every meal. Two or three servings each day is fine.

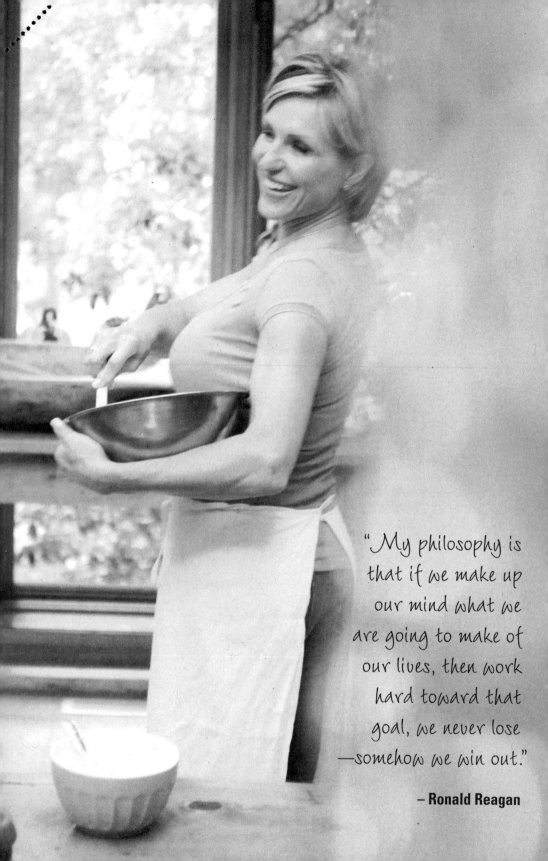

"My philosophy is that if we make up our mind what we are going to make of our lives, then work hard toward that goal, we never lose —somehow we win out."

— **Ronald Reagan**

FOOD TIP

Each element of an Eat-Clean diet has a specific beneficial effect on the body. Even a food as small as a walnut delivers healthy fats, improves sperm quality in men and reduces inflammation in the back and knees. Don't underestimate the importance of even the smallest nutritional detail.

WEEKLY GOAL

SHOPPING LIST

Lean Protein

☐ _____
☐ _____
☐ _____
☐ _____
☐ _____
☐ _____

Starchy Complex Carbs

☐ _____
☐ _____
☐ _____
☐ _____
☐ _____
☐ _____

Fruit & Vegetables

☐ _____
☐ _____
☐ _____
☐ _____
☐ _____
☐ _____

Healthy Fats

☐ _____
☐ _____
☐ _____

Supplements

☐ _____
☐ _____
☐ _____

WEEKLY FOOD TRACKER

	MORNING START	MIDMORNING BOOSTER	LUNCHTIME REFUEL
MON	LP : SCC : CCFV : ☐ WATER	LP : SCC : CCFV : ☐ WATER	LP : SCC : CCFV : ☐ WATER
TUES	LP : SCC : CCFV : ☐ WATER	LP : SCC : CCFV : ☐ WATER	LP : SCC : CCFV : ☐ WATER
WED	LP : SCC : CCFV : ☐ WATER	LP : SCC : CCFV : ☐ WATER	LP : SCC : CCFV : ☐ WATER
THUR	LP : SCC : CCFV : ☐ WATER	LP : SCC : CCFV : ☐ WATER	LP : SCC : CCFV : ☐ WATER
FRI	LP : SCC : CCFV : ☐ WATER	LP : SCC : CCFV : ☐ WATER	LP : SCC : CCFV : ☐ WATER
SAT	LP : SCC : CCFV : ☐ WATER	LP : SCC : CCFV : ☐ WATER	LP : SCC : CCFV : ☐ WATER
SUN	LP : SCC : CCFV : ☐ WATER	LP : SCC : CCFV : ☐ WATER	LP : SCC : CCFV : ☐ WATER

REMINDER: You need complex carbohydrates with every meal, but that doesn't always mean starches. Stick to 2-4 servings of starchy carbs each day.

MIDAFTER-NOON MUNCH	DINNER DELIGHT	BEFORE BED IF HUNGRY	HF/S FOR DAY
LP : SCC : CCFV : ☐ WATER	LP : SCC : CCFV : ☐ WATER	LP : SCC : CCFV : ☐ WATER	HF : S :
LP : SCC : CCFV : ☐ WATER	LP : SCC : CCFV : ☐ WATER	LP : SCC : CCFV : ☐ WATER	HF : S :
LP : SCC : CCFV : ☐ WATER	LP : SCC : CCFV : ☐ WATER	LP : SCC : CCFV : ☐ WATER	HF : S :
LP : SCC : CCFV : ☐ WATER	LP : SCC : CCFV : ☐ WATER	LP : SCC : CCFV : ☐ WATER	HF : S :
LP : SCC : CCFV : ☐ WATER	LP : SCC : CCFV : ☐ WATER	LP : SCC : CCFV : ☐ WATER	HF : S :
LP : SCC : CCFV : ☐ WATER	LP : SCC : CCFV : ☐ WATER	LP : SCC : CCFV : ☐ WATER	HF : S :
LP : SCC : CCFV : ☐ WATER	LP : SCC : CCFV : ☐ WATER	LP : SCC : CCFV : ☐ WATER	HF : S :

REMINDER: Healthy fats are important, but you don't need to eat them with every meal. Two or three servings each day is fine.

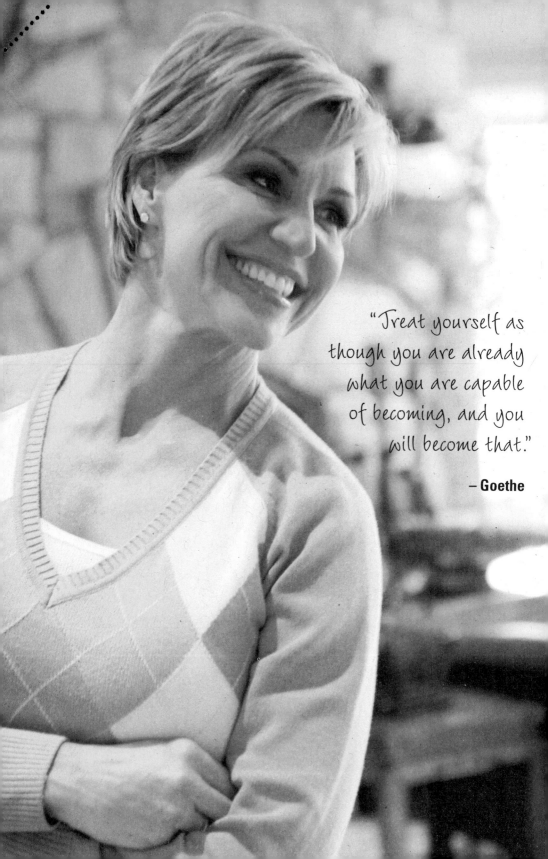

"Treat yourself as though you are already what you are capable of becoming, and you will become that."

– Goethe

FOOD TIP

Fatigue and boredom may be sabotaging your best efforts to stay slim. Studies show when we are tired we are more apt to reach for sweets and carbohydrate-rich foods. Your best defense? Get seven to eight hours of good-quality sleep each day. Got the urge to snack? Take a nap instead!

WEEKLY GOAL

SHOPPING LIST

Lean Protein
- ☐ _____
- ☐ _____
- ☐ _____
- ☐ _____
- ☐ _____
- ☐ _____

Starchy Complex Carbs
- ☐ _____
- ☐ _____
- ☐ _____
- ☐ _____
- ☐ _____
- ☐ _____

Fruit & Vegetables
- ☐ _____
- ☐ _____
- ☐ _____
- ☐ _____
- ☐ _____
- ☐ _____

Healthy Fats
- ☐ _____
- ☐ _____
- ☐ _____

Supplements
- ☐ _____
- ☐ _____
- ☐ _____

WEEKLY FOOD TRACKER

DATE

	MORNING START	MIDMORNING BOOSTER	LUNCHTIME REFUEL
MON	LP : SCC : CCFV : ☐ WATER	LP : SCC : CCFV : ☐ WATER	LP : SCC : CCFV : ☐ WATER
TUES	LP : SCC : CCFV : ☐ WATER	LP : SCC : CCFV : ☐ WATER	LP : SCC : CCFV : ☐ WATER
WED	LP : SCC : CCFV : ☐ WATER	LP : SCC : CCFV : ☐ WATER	LP : SCC : CCFV : ☐ WATER
THUR	LP : SCC : CCFV : ☐ WATER	LP : SCC : CCFV : ☐ WATER	LP : SCC : CCFV : ☐ WATER
FRI	LP : SCC : CCFV : ☐ WATER	LP : SCC : CCFV : ☐ WATER	LP : SCC : CCFV : ☐ WATER
SAT	LP : SCC : CCFV : ☐ WATER	LP : SCC : CCFV : ☐ WATER	LP : SCC : CCFV : ☐ WATER
SUN	LP : SCC : CCFV : ☐ WATER	LP : SCC : CCFV : ☐ WATER	LP : SCC : CCFV : ☐ WATER

REMINDER: You need complex carbohydrates with every meal, but that doesn't always mean starches. Stick to 2-4 servings of starchy carbs each day.

LEGEND

LP = Lean Protein (meat, fish, tofu, etc.) **5-6 servings daily**
SCC = Starchy Complex Carbs (banana, rice, sweet potato, pasta, etc.) **2-4 servings daily**
CCFV = Complex Carbs from Fruit and Vegetables **5-6 servings daily**
HF = Healthy Fats (olive oil, avocado, flaxseed, nuts, etc.) **2-3 servings daily**
S = Supplements (vitamins, minerals, etc.)

MIDAFTER-NOON MUNCH	DINNER DELIGHT	BEFORE BED IF HUNGRY	HF/S FOR DAY
LP : SCC : CCFV : ☐ WATER	LP : SCC : CCFV : ☐ WATER	LP : SCC : CCFV : ☐ WATER	HF : S :
LP : SCC : CCFV : ☐ WATER	LP : SCC : CCFV : ☐ WATER	LP : SCC : CCFV : ☐ WATER	HF : S :
LP : SCC : CCFV : ☐ WATER	LP : SCC : CCFV : ☐ WATER	LP : SCC : CCFV : ☐ WATER	HF : S :
LP : SCC : CCFV : ☐ WATER	LP : SCC : CCFV : ☐ WATER	LP : SCC : CCFV : ☐ WATER	HF : S :
LP : SCC : CCFV : ☐ WATER	LP : SCC : CCFV : ☐ WATER	LP : SCC : CCFV : ☐ WATER	HF : S :
LP : SCC : CCFV : ☐ WATER	LP : SCC : CCFV : ☐ WATER	LP : SCC : CCFV : ☐ WATER	HF : S :
LP : SCC : CCFV : ☐ WATER	LP : SCC : CCFV : ☐ WATER	LP : SCC : CCFV : ☐ WATER	HF : S :

REMINDER: Healthy fats are important, but you don't need to eat them with every meal. Two or three servings each day is fine.

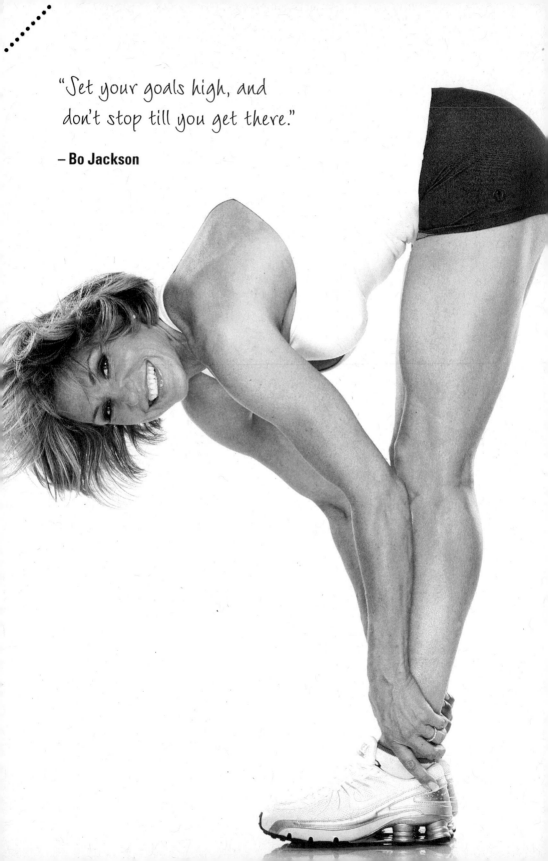

"Set your goals high, and don't stop till you get there."

– Bo Jackson

FOOD TIP

Your hand is the ideal tool for measuring how much to eat. A reasonable portion of protein should fit in the palm of your hand. A salad or other raw vegetables fit in both hands cupped together. A serving of starchy complex carbs fits in one cupped hand.

WEEKLY GOAL

SHOPPING LIST

Lean Protein

☐ _____
☐ _____
☐ _____
☐ _____
☐ _____
☐ _____

Starchy Complex Carbs

☐ _____
☐ _____
☐ _____
☐ _____
☐ _____
☐ _____

Fruit & Vegetables

☐ _____
☐ _____
☐ _____
☐ _____
☐ _____
☐ _____

Healthy Fats

☐ _____
☐ _____
☐ _____

Supplements

☐ _____
☐ _____
☐ _____

MONTHLY REASSESSMENT

	CURRENT	CHANGE
Weight		
Body-fat percentage		

MEASUREMENTS	CURRENT	CHANGE
Chest		
Waist		
Hips		
Right Thigh		
Left Thigh		
Right Arm: – relaxed		
– flexed		
Left Arm: – relaxed		
– flexed		
Right Calf		
Left Calf		

MONTHLY GOAL

By this time next month...

MY ROUTINE

How will I change my workout routine to accomplish my goals?

NOTES

WEEKLY FOOD TRACKER

	MORNING START	MIDMORNING BOOSTER	LUNCHTIME REFUEL
MON	LP : SCC : CCFV : ☐ WATER	LP : SCC : CCFV : ☐ WATER	LP : SCC : CCFV : ☐ WATER
TUES	LP : SCC : CCFV : ☐ WATER	LP : SCC : CCFV : ☐ WATER	LP : SCC : CCFV : ☐ WATER
WED	LP : SCC : CCFV : ☐ WATER	LP : SCC : CCFV : ☐ WATER	LP : SCC : CCFV : ☐ WATER
THUR	LP : SCC : CCFV : ☐ WATER	LP : SCC : CCFV : ☐ WATER	LP : SCC : CCFV : ☐ WATER
FRI	LP : SCC : CCFV : ☐ WATER	LP : SCC : CCFV : ☐ WATER	LP : SCC : CCFV : ☐ WATER
SAT	LP : SCC : CCFV : ☐ WATER	LP : SCC : CCFV : ☐ WATER	LP : SCC : CCFV : ☐ WATER
SUN	LP : SCC : CCFV : ☐ WATER	LP : SCC : CCFV : ☐ WATER	LP : SCC : CCFV : ☐ WATER

REMINDER: You need complex carbohydrates with every meal, but that doesn't always mean starches. Stick to 2-4 servings of starchy carbs each day.

LEGEND

LP = Lean Protein (meat, fish, tofu, etc.) **5-6 servings daily**
SCC = Starchy Complex Carbs (banana, rice, sweet potato, pasta, etc.) **2-4 servings daily**
CCFV = Complex Carbs from Fruit and Vegetables **5-6 servings daily**
HF = Healthy Fats (olive oil, avocado, flaxseed, nuts, etc.) **2-3 servings daily**
S = Supplements (vitamins, minerals, etc.)

MIDAFTER- NOON MUNCH	DINNER DELIGHT	BEFORE BED IF HUNGRY	HF/S FOR DAY
LP : SCC : CCFV : ☐ WATER	LP : SCC : CCFV : ☐ WATER	LP : SCC : CCFV : ☐ WATER	HF : S :
LP : SCC : CCFV : ☐ WATER	LP : SCC : CCFV : ☐ WATER	LP : SCC : CCFV : ☐ WATER	HF : S :
LP : SCC : CCFV : ☐ WATER	LP : SCC : CCFV : ☐ WATER	LP : SCC : CCFV : ☐ WATER	HF : S :
LP : SCC : CCFV : ☐ WATER	LP : SCC : CCFV : ☐ WATER	LP : SCC : CCFV : ☐ WATER	HF : S :
LP : SCC : CCFV : ☐ WATER	LP : SCC : CCFV : ☐ WATER	LP : SCC : CCFV : ☐ WATER	HF : S :
LP : SCC : CCFV : ☐ WATER	LP : SCC : CCFV : ☐ WATER	LP : SCC : CCFV : ☐ WATER	HF : S :
LP : SCC : CCFV : ☐ WATER	LP : SCC : CCFV : ☐ WATER	LP : SCC : CCFV : ☐ WATER	HF : S :

REMINDER: Healthy fats are important, but you don't need to eat them with every meal. Two or three servings each day is fine.

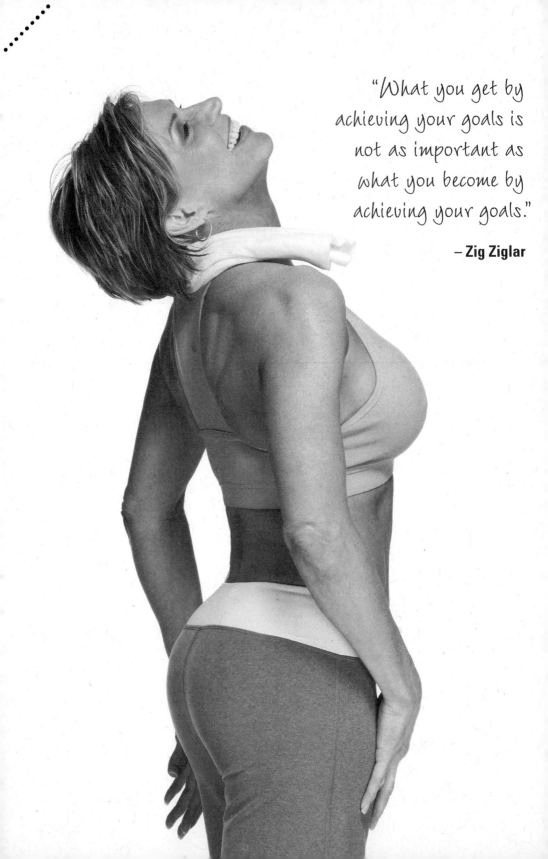

"What you get by achieving your goals is not as important as what you become by achieving your goals."

— **Zig Ziglar**

FOOD TIP

Vitamin C is touted as one of the miracle nutrients. Capable of reducing inflammation, fighting disease and even minimizing the signs of aging, vitamin C must be included in your diet! Look for Ester C or vitamin C made from non-corn-based ingredients to offset potential food intolerances and deliver more efficient absorption.

WEEKLY GOAL

SHOPPING LIST

Lean Protein

☐ _____
☐ _____
☐ _____
☐ _____
☐ _____
☐ _____

Starchy Complex Carbs

☐ _____
☐ _____
☐ _____
☐ _____
☐ _____
☐ _____

Fruit & Vegetables

☐ _____
☐ _____
☐ _____
☐ _____
☐ _____
☐ _____

Healthy Fats

☐ _____
☐ _____
☐ _____

Supplements

☐ _____
☐ _____
☐ _____

WEEKLY FOOD TRACKER

	MORNING START	MIDMORNING BOOSTER	LUNCHTIME REFUEL
MON	LP : SCC : CCFV : ☐ WATER	LP : SCC : CCFV : ☐ WATER	LP : SCC : CCFV : ☐ WATER
TUES	LP : SCC : CCFV : ☐ WATER	LP : SCC : CCFV : ☐ WATER	LP : SCC : CCFV : ☐ WATER
WED	LP : SCC : CCFV : ☐ WATER	LP : SCC : CCFV : ☐ WATER	LP : SCC : CCFV : ☐ WATER
THUR	LP : SCC : CCFV : ☐ WATER	LP : SCC : CCFV : ☐ WATER	LP : SCC : CCFV : ☐ WATER
FRI	LP : SCC : CCFV : ☐ WATER	LP : SCC : CCFV : ☐ WATER	LP : SCC : CCFV : ☐ WATER
SAT	LP : SCC : CCFV : ☐ TRATER	LP : SCC : CCFV : ☐ WATER	LP : SCC : CCFV : ☐ WATER
SUN	LP : SCC : CCFV : ☐ WATER	LP : SCC : CCFV : ☐ WATER	LP : SCC : CCFV : ☐ WATER

REMINDER: You need complex carbohydrates with every meal, but that doesn't always mean starches. Stick to 2-4 servings of starchy carbs each day.

LP = Lean Protein (meat, fish, tofu, etc.) **5-6 servings daily**
SCC = Starchy Complex Carbs (banana, rice, sweet potato, pasta, etc.) **2-4 servings daily**
CCFV = Complex Carbs from Fruit and Vegetables **5-6 servings daily**
HF = Healthy Fats (olive oil, avocado, flaxseed, nuts, etc.) **2-3 servings daily**
S = Supplements (vitamins, minerals, etc.)

MIDAFTER-NOON MUNCH	DINNER DELIGHT	BEFORE BED IF HUNGRY	HF/S FOR DAY
LP : SCC : CCFV : ☐ WATER	LP : SCC : CCFV : ☐ WATER	LP : SCC : CCFV : ☐ WATER	HF : S :
LP : SCC : CCFV : ☐ WATER	LP : SCC : CCFV : ☐ WATER	LP : SCC : CCFV : ☐ WATER	HF : S :
LP : SCC : CCFV : ☐ WATER	LP : SCC : CCFV : ☐ WATER	LP : SCC : CCFV : ☐ WATER	HF : S :
LP : SCC : CCFV : ☐ WATER	LP : SCC : CCFV : ☐ WATER	LP : SCC : CCFV : ☐ WATER	HF : S :
LP : SCC : CCFV : ☐ WATER	LP : SCC : CCFV : ☐ WATER	LP : SCC : CCFV : ☐ WATER	HF : S :
LP : SCC : CCFV : ☐ WATER	LP : SCC : CCFV : ☐ WATER	LP : SCC : CCFV : ☐ WATER	HF : S :
LP : SCC : CCFV : ☐ WATER	LP : SCC : CCFV : ☐ WATER	LP : SCC : CCFV : ☐ WATER	HF : S :

REMINDER: Healthy fats are important, but you don't need to eat them with every meal. Two or three servings each day is fine.

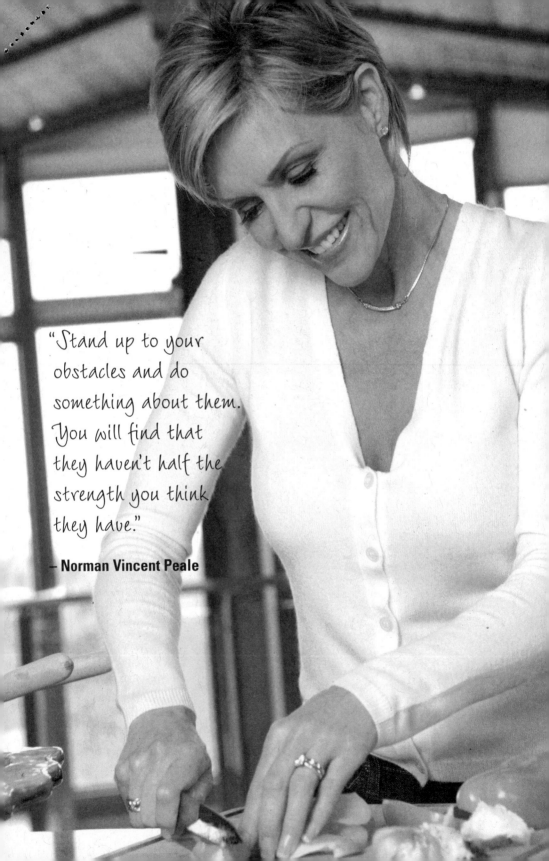

"Stand up to your obstacles and do something about them. You will find that they haven't half the strength you think they have."

– Norman Vincent Peale

FOOD TIP

Celiac disease involves an immune reaction to gluten proteins in grains, particularly wheat. Many people with celiac disease, commonly known as gluten intolerance, aren't even aware they have it. After eating grains they develop digestive problems, joint aches, fatigue, depression and other symptoms. If this is the case for you, avoid wheat products and other grains related to wheat.

WEEKLY GOAL

SHOPPING LIST

Lean Protein

☐ _____
☐ _____
☐ _____
☐ _____
☐ _____
☐ _____

Starchy Complex Carbs

☐ _____
☐ _____
☐ _____
☐ _____
☐ _____
☐ _____

Fruit & Vegetables

☐ _____
☐ _____
☐ _____
☐ _____
☐ _____
☐ _____

Healthy Fats

☐ _____
☐ _____
☐ _____

Supplements

☐ _____
☐ _____
☐ _____

WEEKLY FOOD TRACKER

DATE

	MORNING START	MIDMORNING BOOSTER	LUNCHTIME REFUEL
MON	LP : SCC : CCFV : ☐ WATER	LP : SCC : CCFV : ☐ WATER	LP : SCC : CCFV : ☐ WATER
TUES	LP : SCC : CCFV : ☐ WATER	LP : SCC : CCFV : ☐ WATER	LP : SCC : CCFV : ☐ WATER
WED	LP : SCC : CCFV : ☐ WATER	LP : SCC : CCFV : ☐ WATER	LP : SCC : CCFV : ☐ WATER
THUR	LP : SCC : CCFV : ☐ WATER	LP : SCC : CCFV : ☐ WATER	LP : SCC : CCFV : ☐ WATER
FRI	LP : SCC : CCFV : ☐ WATER	LP : SCC : CCFV : ☐ WATER	LP : SCC : CCFV : ☐ WATER
SAT	LP : SCC : CCFV : ☐ WATER	LP : SCC : CCFV : ☐ WATER	LP : SCC : CCFV : ☐ WATER
SUN	LP : SCC : CCFV : ☐ WATER	LP : SCC : CCFV : ☐ WATER	LP : SCC : CCFV : ☐ WATER

REMINDER: You need complex carbohydrates with every meal, but that doesn't always mean starches. Stick to 2-4 servings of starchy carbs each day.

MIDAFTER-NOON MUNCH	DINNER DELIGHT	BEFORE BED IF HUNGRY	HF/S FOR DAY
LP : SCC : CCFV : ☐ WATER	LP : SCC : CCFV : ☐ WATER	LP : SCC : CCFV : ☐ WATER	HF : S :
LP : SCC : CCFV : ☐ WATER	LP : SCC : CCFV : ☐ WATER	LP : SCC : CCFV : ☐ WATER	HF : S :
LP : SCC : CCFV : ☐ WATER	LP : SCC : CCFV : ☐ WATER	LP : SCC : CCFV : ☐ WATER	HF : S :
LP : SCC : CCFV : ☐ WATER	LP : SCC : CCFV : ☐ WATER	LP : SCC : CCFV : ☐ WATER	HF : S :
LP : SCC : CCFV : ☐ WATER	LP : SCC : CCFV : ☐ WATER	LP : SCC : CCFV : ☐ WATER	HF : S :
LP : SCC : CCFV : ☐ WATER	LP : SCC : CCFV : ☐ WATER	LP : SCC : CCFV : ☐ WATER	HF : S :
LP : SCC : CCFV : ☐ WATER	LP : SCC : CCFV : ☐ WATER	LP : SCC : CCFV : ☐ WATER	HF : S :

REMINDER: Healthy fats are important, but you don't need to eat them with every meal. Two or three servings each day is fine.

"Ideas without action
are worthless."

— Harvey Mackay

FOOD TIP

Natural nut butters are delicious and nutritious alternatives to conventional nut spreads. They do require some mixing before use, since the natural oils in the nuts float to the top. Simply make sure the lid is screwed on tight and invert the jar when storing. They are much easier to stir this way!

WEEKLY GOAL

SHOPPING LIST

Lean Protein

- ☐ _____
- ☐ _____
- ☐ _____
- ☐ _____
- ☐ _____
- ☐ _____

Starchy Complex Carbs

- ☐ _____
- ☐ _____
- ☐ _____
- ☐ _____
- ☐ _____
- ☐ _____

Fruit & Vegetables

- ☐ _____
- ☐ _____
- ☐ _____
- ☐ _____
- ☐ _____
- ☐ _____

Healthy Fats

- ☐ _____
- ☐ _____
- ☐ _____

Supplements

- ☐ _____
- ☐ _____
- ☐ _____

WEEKLY FOOD TRACKER

	MORNING START	MIDMORNING BOOSTER	LUNCHTIME REFUEL
MON	LP : SCC : CCFV : ☐ WATER	LP : SCC : CCFV : ☐ WATER	LP : SCC : CCFV : ☐ WATER
TUES	LP : SCC : CCFV : ☐ WATER	LP : SCC : CCFV : ☐ WATER	LP : SCC : CCFV : ☐ WATER
WED	LP : SCC : CCFV : ☐ WATER	LP : SCC : CCFV : ☐ WATER	LP : SCC : CCFV : ☐ WATER
THUR	LP : SCC : CCFV : ☐ WATER	LP : SCC : CCFV : ☐ WATER	LP : SCC : CCFV : ☐ WATER
FRI	LP : SCC : CCFV : ☐ WATER	LP : SCC : CCFV : ☐ WATER	LP : SCC : CCFV : ☐ WATER
SAT	LP : SCC : CCFV : ☐ WATER	LP : SCC : CCFV : ☐ WATER	LP : SCC : CCFV : ☐ WATER
SUN	LP : SCC : CCFV : ☐ WATER	LP : SCC : CCFV : ☐ WATER	LP : SCC : CCFV : ☐ WATER

REMINDER: You need complex carbohydrates with every meal, but that doesn't always mean starches. Stick to 2-4 servings of starchy carbs each day.

LEGEND

LP = Lean Protein (meat, fish, tofu, etc.) **5-6 servings daily**
SCC = Starchy Complex Carbs (banana, rice, sweet potato, pasta, etc.) **2-4 servings daily**
CCFV = Complex Carbs from Fruit and Vegetables **5-6 servings daily**
HF = Healthy Fats (olive oil, avocado, flaxseed, nuts, etc.) **2-3 servings daily**
S = Supplements (vitamins, minerals, etc.)

MIDAFTER-NOON MUNCH	DINNER DELIGHT	BEFORE BED IF HUNGRY	HF/S FOR DAY
LP : SCC : CCFV : ☐ WATER	LP : SCC : CCFV : ☐ WATER	LP : SCC : CCFV : ☐ WATER	HF : S :
LP : SCC : CCFV : ☐ WATER	LP : SCC : CCFV : ☐ WATER	LP : SCC : CCFV : ☐ WATER	HF : S :
LP : SCC : CCFV : ☐ WATER	LP : SCC : CCFV : ☐ WATER	LP : SCC : CCFV : ☐ WATER	HF : S :
LP : SCC : CCFV : ☐ WATER	LP : SCC : CCFV : ☐ WATER	LP : SCC : CCFV : ☐ WATER	HF : S :
LP : SCC : CCFV : ☐ WATER	LP : SCC : CCFV : ☐ WATER	LP : SCC : CCFV : ☐ WATER	HF : S :
LP : SCC : CCFV : ☐ WATER	LP : SCC : CCFV : ☐ WATER	LP : SCC : CCFV : ☐ WATER	HF : S :
LP : SCC : CCFV : ☐ WATER	LP : SCC : CCFV : ☐ WATER	LP : SCC : CCFV : ☐ WATER	HF : S :

REMINDER: Healthy fats are important, but you don't need to eat them with every meal. Two or three servings each day is fine.

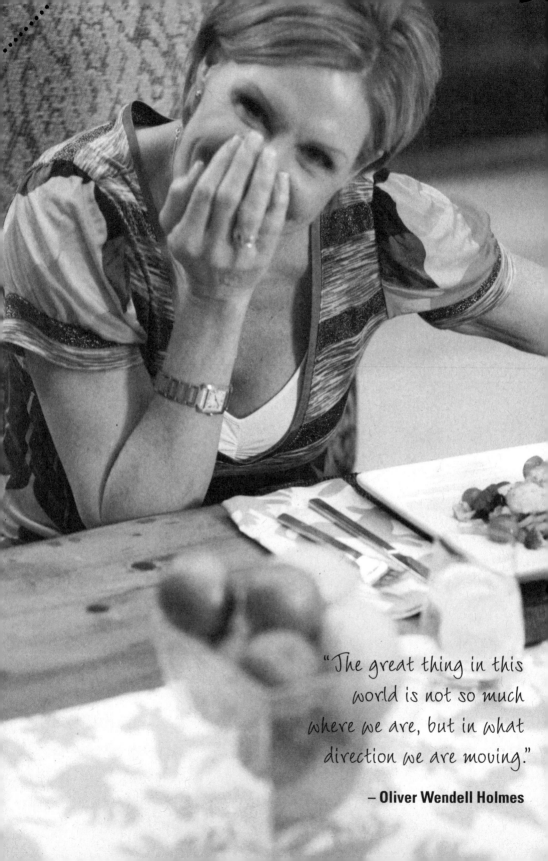

"The great thing in this world is not so much where we are, but in what direction we are moving."

– Oliver Wendell Holmes

FOOD TIP

Enjoying an alcoholic beverage now and then does no harm, but curbing alcohol intake is one of your best defenses against certain diseases. Limit your consumption of alcohol to one drink per day or less — say three or four drinks per week. Red wine is your best bet, since it is loaded with disease-fighting antioxidants.

WEEKLY GOAL

SHOPPING LIST

Lean Protein

- [ ]
- [ ]
- [ ]
- [ ]
- [ ]
- [ ]

Starchy Complex Carbs

- [ ]
- [ ]
- [ ]
- [ ]
- [ ]
- [ ]

Fruit & Vegetables

- [ ]
- [ ]
- [ ]
- [ ]
- [ ]
- [ ]

Healthy Fats

- [ ]
- [ ]
- [ ]

Supplements

- [ ]
- [ ]
- [ ]

MONTHLY REASSESSMENT

DATE

	CURRENT	CHANGE
Weight		
Body-fat percentage		

MEASUREMENTS	CURRENT	CHANGE
Chest		
Waist		
Hips		
Right Thigh		
Left Thigh		
Right Arm: – relaxed		
– flexed		
Left Arm: – relaxed		
– flexed		
Right Calf		
Left Calf		

MONTHLY GOAL

By this time next month...

MY ROUTINE

How will I change my workout routine to accomplish my goals?

NOTES

WEEKLY FOOD TRACKER

DATE

	MORNING START	MIDMORNING BOOSTER	LUNCHTIME REFUEL
MON	LP : SCC : CCFV : ☐ WATER	LP : SCC : CCFV : ☐ WATER	LP : SCC : CCFV : ☐ WATER
TUES	LP : SCC : CCFV : ☐ WATER	LP : SCC : CCFV : ☐ WATER	LP : SCC : CCFV : ☐ WATER
WED	LP : SCC : CCFV : ☐ WATER	LP : SCC : CCFV : ☐ WATER	LP : SCC : CCFV : ☐ WATER
THUR	LP : SCC : CCFV : ☐ WATER	LP : SCC : CCFV : ☐ WATER	LP : SCC : CCFV : ☐ WATER
FRI	LP : SCC : CCFV : ☐ WATER	LP : SCC : CCFV : ☐ WATER	LP : SCC : CCFV : ☐ WATER
SAT	LP : SCC : CCFV : ☐ WATER	LP : SCC : CCFV : ☐ WATER	LP : SCC : CCFV : ☐ WATER
SUN	LP : SCC : CCFV : ☐ WATER	LP : SCC : CCFV : ☐ WATER	LP : SCC : CCFV : ☐ WATER

REMINDER: You need complex carbohydrates with every meal, but that doesn't always mean starches. Stick to 2-4 servings of starchy carbs each day.

LEGEND

LP = Lean Protein (meat, fish, tofu, etc.) **5-6 servings daily**
SCC = Starchy Complex Carbs (banana, rice, sweet potato, pasta, etc.) **2-4 servings daily**
CCFV = Complex Carbs from Fruit and Vegetables **5-6 servings daily**
HF = Healthy Fats (olive oil, avocado, flaxseed, nuts, etc.) **2-3 servings daily**
S = Supplements (vitamins, minerals, etc.)

MIDAFTER-NOON MUNCH	DINNER DELIGHT	BEFORE BED IF HUNGRY	HF/S FOR DAY
LP : SCC : CCFV : ☐ WATER	LP : SCC : CCFV : ☐ WATER	LP : SCC : CCFV : ☐ WATER	HF : S :
LP : SCC : CCFV : ☐ WATER	LP : SCC : CCFV : ☐ WATER	LP : SCC : CCFV : ☐ WATER	HF : S :
LP : SCC : CCFV : ☐ WATER	LP : SCC : CCFV : ☐ WATER	LP : SCC : CCFV : ☐ WATER	HF : S :
LP : SCC : CCFV : ☐ WATER	LP : SCC : CCFV : ☐ WATER	LP : SCC : CCFV : ☐ WATER	HF : S :
LP : SCC : CCFV : ☐ WATER	LP : SCC : CCFV : ☐ WATER	LP : SCC : CCFV : ☐ WATER	HF : S :
LP : SCC : CCFV : ☐ WATER	LP : SCC : CCFV : ☐ WATER	LP : SCC : CCFV : ☐ WATER	HF : S :
LP : SCC : CCFV : ☐ WATER	LP : SCC : CCFV : ☐ WATER	LP : SCC : CCFV : ☐ WATER	HF : S :

REMINDER: Healthy fats are important, but you don't need to eat them with every meal. Two or three servings each day is fine.

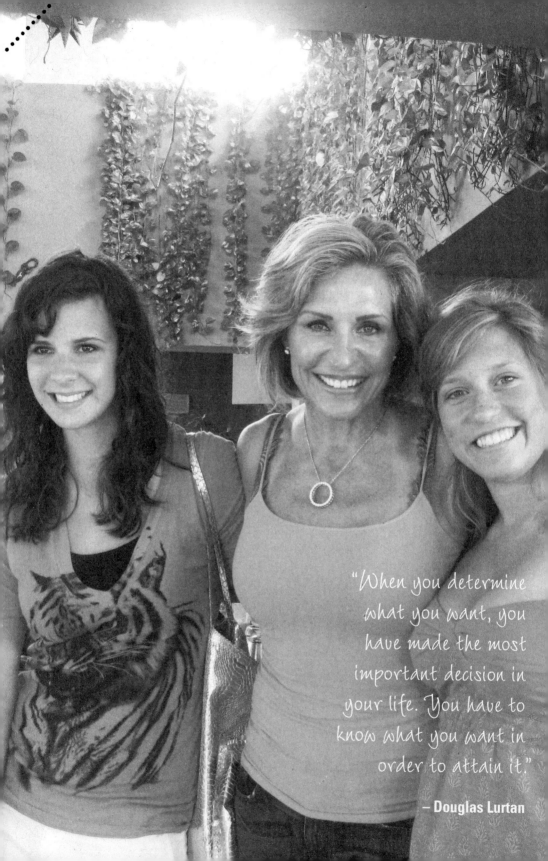

"When you determine what you want, you have made the most important decision in your life. You have to know what you want in order to attain it."

– Douglas Lurtan

FOOD TIP

Seafood, especially wild salmon, contains heaps of healthy fatty acids, particularly omega-3 fatty acids. Such fats promote healthy brain and body function. Two or three servings per week is optimal.

WEEKLY GOAL

SHOPPING LIST

Lean Protein
- [ ]
- [ ]
- [ ]
- [ ]
- [ ]
- [ ]

Starchy Complex Carbs
- [ ]
- [ ]
- [ ]
- [ ]
- [ ]
- [ ]

Fruit & Vegetables
- [ ]
- [ ]
- [ ]
- [ ]
- [ ]
- [ ]

Healthy Fats
- [ ]
- [ ]
- [ ]

Supplements
- [ ]
- [ ]
- [ ]

WEEKLY FOOD TRACKER

DATE

	MORNING START	MIDMORNING BOOSTER	LUNCHTIME REFUEL
MON	LP : SCC : CCFV : ☐ WATER	LP : SCC : CCFV : ☐ WATER	LP : SCC : CCFV : ☐ WATER
TUES	LP : SCC : CCFV : ☐ WATER	LP : SCC : CCFV : ☐ WATER	LP : SCC : CCFV : ☐ WATER
WED	LP : SCC : CCFV : ☐ WATER	LP : SCC : CCFV : ☐ WATER	LP : SCC : CCFV : ☐ WATER
THUR	LP : SCC : CCFV : ☐ WATER	LP : SCC : CCFV : ☐ WATER	LP : SCC : CCFV : ☐ WATER
FRI	LP : SCC : CCFV : ☐ WATER	LP : SCC : CCFV : ☐ WATER	LP : SCC : CCFV : ☐ WATER
SAT	LP : SCC : CCFV : ☐ WATER	LP : SCC : CCFV : ☐ WATER	LP : SCC : CCFV : ☐ WATER
SUN	LP : SCC : CCFV : ☐ WATER	LP : SCC : CCFV : ☐ WATER	LP : SCC : CCFV : ☐ WATER

REMINDER: You need complex carbohydrates with every meal, but that doesn't always mean starches. Stick to 2-4 servings of starchy carbs each day.

MIDAFTER-NOON MUNCH	DINNER DELIGHT	BEFORE BED IF HUNGRY	HF/S FOR DAY
LP : SCC : CCFV : ☐ WATER	LP : SCC : CCFV : ☐ WATER	LP : SCC : CCFV : ☐ WATER	HF : S :
LP : SCC : CCFV : ☐ WATER	LP : SCC : CCFV : ☐ WATER	LP : SCC : CCFV : ☐ WATER	HF : S :
LP : SCC : CCFV : ☐ WATER	LP : SCC : CCFV : ☐ WATER	LP : SCC : CCFV : ☐ WATER	HF : S :
LP : SCC : CCFV : ☐ WATER	LP : SCC : CCFV : ☐ WATER	LP : SCC : CCFV : ☐ WATER	HF : S :
LP : SCC : CCFV : ☐ WATER	LP : SCC : CCFV : ☐ WATER	LP : SCC : CCFV : ☐ WATER	HF : S :
LP : SCC : CCFV : ☐ WATER	LP : SCC : CCFV : ☐ WATER	LP : SCC : CCFV : ☐ WATER	HF : S :
LP : SCC : CCFV : ☐ WATER	LP : SCC : CCFV : ☐ WATER	LP : SCC : CCFV : ☐ WATER	HF : S :

REMINDER: Healthy fats are important, but you don't need to eat them with every meal. Two or three servings each day is fine.

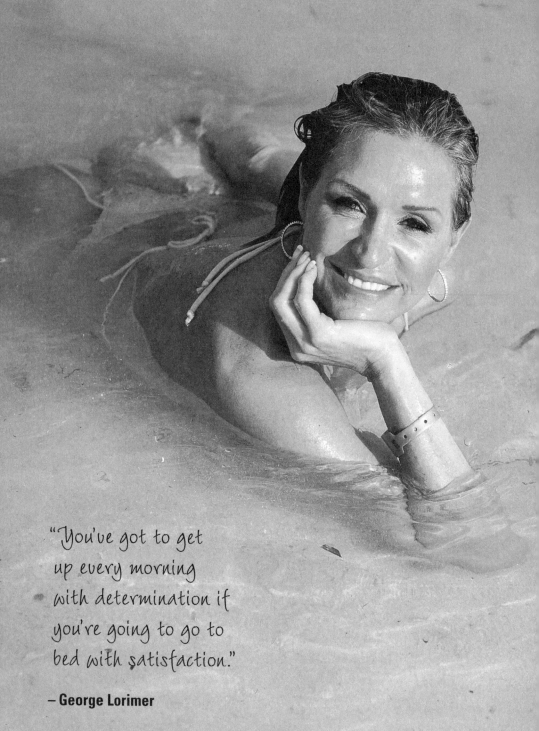

"You've got to get
up every morning
with determination if
you're going to go to
bed with satisfaction."

— George Lorimer

FOOD TIP

The benefits of fiber in the diet cannot be overstated. When fiber is consumed it displaces the desire for empty-calorie foods that work against health. Fiber-rich foods help keep you full, encourage lazy bowels and help fight against heart disease and diabetes. Eating several servings of fruits and vegetables every day virtually guarantees a generous fiber intake.

WEEKLY GOAL

SHOPPING LIST

Lean Protein

☐ _____
☐ _____
☐ _____
☐ _____
☐ _____
☐ _____

Starchy Complex Carbs

☐ _____
☐ _____
☐ _____
☐ _____
☐ _____
☐ _____

Fruit & Vegetables

☐ _____
☐ _____
☐ _____
☐ _____
☐ _____
☐ _____

Healthy Fats

☐ _____
☐ _____
☐ _____

Supplements

☐ _____
☐ _____
☐ _____

WEEKLY FOOD TRACKER

	MORNING START	MIDMORNING BOOSTER	LUNCHTIME REFUEL
MON	LP : SCC : CCFV : ☐ WATER	LP : SCC : CCFV : ☐ WATER	LP : SCC : CCFV : ☐ WATER
TUES	LP : SCC : CCFV : ☐ WATER	LP : SCC : CCFV : ☐ WATER	LP : SCC : CCFV : ☐ WATER
WED	LP : SCC : CCFV : ☐ WATER	LP : SCC : CCFV : ☐ WATER	LP : SCC : CCFV : ☐ WATER
THUR	LP : SCC : CCFV : ☐ WATER	LP : SCC : CCFV : ☐ WATER	LP : SCC : CCFV : ☐ WATER
FRI	LP : SCC : CCFV : ☐ WATER	LP : SCC : CCFV : ☐ WATER	LP : SCC : CCFV : ☐ WATER
SAT	LP : SCC : CCFV : ☐ TRATER	LP : SCC : CCFV : ☐ WATER	LP : SCC : CCFV : ☐ WATER
SUN	LP : SCC : CCFV : ☐ WATER	LP : SCC : CCFV : ☐ WATER	LP : SCC : CCFV : ☐ WATER

REMINDER: You need complex carbohydrates with every meal, but that doesn't always mean starches. Stick to 2-4 servings of starchy carbs each day.

LEGEND

LP = Lean Protein (meat, fish, tofu, etc.) **5-6 servings daily**
SCC = Starchy Complex Carbs (banana, rice, sweet potato, pasta, etc.) **2-4 servings daily**
CCFV = Complex Carbs from Fruit and Vegetables **5-6 servings daily**
HF = Healthy Fats (olive oil, avocado, flaxseed, nuts, etc.) **2-3 servings daily**
S = Supplements (vitamins, minerals, etc.)

MIDAFTER-NOON MUNCH	DINNER DELIGHT	BEFORE BED IF HUNGRY	HF/S FOR DAY
LP : SCC : CCFV : ☐ WATER	LP : SCC : CCFV : ☐ WATER	LP : SCC : CCFV : ☐ WATER	HF : S :
LP : SCC : CCFV : ☐ WATER	LP : SCC : CCFV : ☐ WATER	LP : SCC : CCFV : ☐ WATER	HF : S :
LP : SCC : CCFV : ☐ WATER	LP : SCC : CCFV : ☐ WATER	LP : SCC : CCFV : ☐ WATER	HF : S :
LP : SCC : CCFV : ☐ WATER	LP : SCC : CCFV : ☐ WATER	LP : SCC : CCFV : ☐ WATER	HF : S :
LP : SCC : CCFV : ☐ WATER	LP : SCC : CCFV : ☐ WATER	LP : SCC : CCFV : ☐ WATER	HF : S :
LP : SCC : CCFV : ☐ WATER	LP : SCC : CCFV : ☐ WATER	LP : SCC : CCFV : ☐ WATER	HF : S :
LP : SCC : CCFV : ☐ WATER	LP : SCC : CCFV : ☐ WATER	LP : SCC : CCFV : ☐ WATER	HF : S :

REMINDER: Healthy fats are important, but you don't need to eat them with every meal. Two or three servings each day is fine.

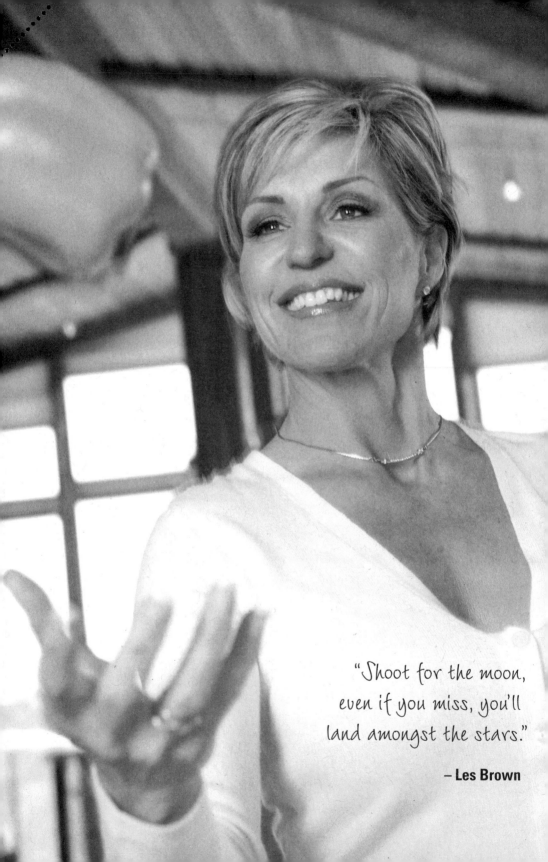

"Shoot for the moon,
even if you miss, you'll
land amongst the stars."

— **Les Brown**

FOOD TIP

Even the choice of which fat to use while cooking impacts health. In general, oils rich in omega-3's are best. Consider extra virgin olive oil or safflower as your cooking oils.

WEEKLY GOAL

SHOPPING LIST

Lean Protein
- ☐ _____
- ☐ _____
- ☐ _____
- ☐ _____
- ☐ _____
- ☐ _____

Starchy Complex Carbs
- ☐ _____
- ☐ _____
- ☐ _____
- ☐ _____
- ☐ _____
- ☐ _____

Fruit & Vegetables
- ☐ _____
- ☐ _____
- ☐ _____
- ☐ _____
- ☐ _____
- ☐ _____

Healthy Fats
- ☐ _____
- ☐ _____
- ☐ _____

Supplements
- ☐ _____
- ☐ _____
- ☐ _____

WEEKLY FOOD TRACKER

	MORNING START	MIDMORNING BOOSTER	LUNCHTIME REFUEL
MON	LP : SCC : CCFV : ☐ WATER	LP : SCC : CCFV : ☐ WATER	LP : SCC : CCFV : ☐ WATER
TUES	LP : SCC : CCFV : ☐ WATER	LP : SCC : CCFV : ☐ WATER	LP : SCC : CCFV : ☐ WATER
WED	LP : SCC : CCFV : ☐ WATER	LP : SCC : CCFV : ☐ WATER	LP : SCC : CCFV : ☐ WATER
THUR	LP : SCC : CCFV : ☐ WATER	LP : SCC : CCFV : ☐ WATER	LP : SCC : CCFV : ☐ WATER
FRI	LP : SCC : CCFV : ☐ WATER	LP : SCC : CCFV : ☐ WATER	LP : SCC : CCFV : ☐ WATER
SAT	LP : SCC : CCFV : ☐ TRATER	LP : SCC : CCFV : ☐ WATER	LP : SCC : CCFV : ☐ WATER
SUN	LP : SCC : CCFV : ☐ WATER	LP : SCC : CCFV : ☐ WATER	LP : SCC : CCFV : ☐ WATER

REMINDER: You need complex carbohydrates with every meal, but that doesn't always mean starches. Stick to 2-4 servings of starchy carbs each day.

LEGEND

LP = Lean Protein (meat, fish, tofu, etc.) **5-6 servings daily**
SCC = Starchy Complex Carbs (banana, rice, sweet potato, pasta, etc.) **2-4 servings daily**
CCFV = Complex Carbs from Fruit and Vegetables **5-6 servings daily**
HF = Healthy Fats (olive oil, avocado, flaxseed, nuts, etc.) **2-3 servings daily**
S = Supplements (vitamins, minerals, etc.)

MIDAFTER-NOON MUNCH	DINNER DELIGHT	BEFORE BED IF HUNGRY	HF/S FOR DAY
LP : SCC : CCFV : ☐ WATER	LP : SCC : CCFV : ☐ WATER	LP : SCC : CCFV : ☐ WATER	HF : S :
LP : SCC : CCFV : ☐ WATER	LP : SCC : CCFV : ☐ WATER	LP : SCC : CCFV : ☐ WATER	HF : S :
LP : SCC : CCFV : ☐ WATER	LP : SCC : CCFV : ☐ WATER	LP : SCC : CCFV : ☐ WATER	HF : S :
LP : SCC : CCFV : ☐ WATER	LP : SCC : CCFV : ☐ WATER	LP : SCC : CCFV : ☐ WATER	HF : S :
LP : SCC : CCFV : ☐ WATER	LP : SCC : CCFV : ☐ WATER	LP : SCC : CCFV : ☐ WATER	HF : S :
LP : SCC : CCFV : ☐ WATER	LP : SCC : CCFV : ☐ WATER	LP : SCC : CCFV : ☐ WATER	HF : S :
LP : SCC : CCFV : ☐ WATER	LP : SCC : CCFV : ☐ WATER	LP : SCC : CCFV : ☐ WATER	HF : S :

REMINDER: Healthy fats are important, but you don't need to eat them with every meal. Two or three servings each day is fine.

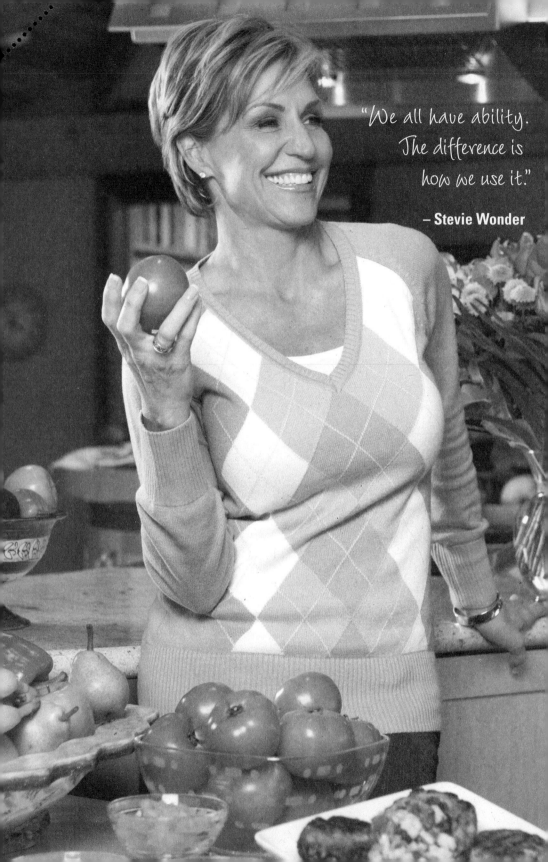

"We all have ability.
The difference is
how we use it."

– Stevie Wonder

FOOD TIP

Elements in olive oil called phytochemicals are potent cancer-fighting agents. They can actually accelerate the rate at which the body rids itself of cancer cells. There are more than 30 phytochemicals in olive oil, which also has potent anti-inflammatory and antioxidant capabilities.

WEEKLY GOAL

_____

_____

_____

_____

_____

_____

_____

_____

SHOPPING LIST

Lean Protein

☐ _____
☐ _____
☐ _____
☐ _____
☐ _____
☐ _____

Starchy Complex Carbs

☐ _____
☐ _____
☐ _____
☐ _____
☐ _____
☐ _____

Fruit & Vegetables

☐ _____
☐ _____
☐ _____
☐ _____
☐ _____
☐ _____

Healthy Fats

☐ _____
☐ _____
☐ _____

Supplements

☐ _____
☐ _____
☐ _____

MONTHLY REASSESSMENT

	CURRENT	CHANGE
Weight		
Body-fat percentage		

MEASUREMENTS	CURRENT	CHANGE
Chest		
Waist		
Hips		
Right Thigh		
Left Thigh		
Right Arm: – relaxed		
– flexed		
Left Arm: – relaxed		
– flexed		
Right Calf		
Left Calf		

MONTHLY GOAL

By this time next month...

MY ROUTINE

How will I change my workout routine to accomplish my goals?

NOTES

WEEKLY FOOD TRACKER

DATE

	MORNING START	MIDMORNING BOOSTER	LUNCHTIME REFUEL
MON	LP : SCC : CCFV : ☐ WATER	LP : SCC : CCFV : ☐ WATER	LP : SCC : CCFV : ☐ WATER
TUES	LP : SCC : CCFV : ☐ WATER	LP : SCC : CCFV : ☐ WATER	LP : SCC : CCFV : ☐ WATER
WED	LP : SCC : CCFV : ☐ WATER	LP : SCC : CCFV : ☐ WATER	LP : SCC : CCFV : ☐ WATER
THUR	LP : SCC : CCFV : ☐ WATER	LP : SCC : CCFV : ☐ WATER	LP : SCC : CCFV : ☐ WATER
FRI	LP : SCC : CCFV : ☐ WATER	LP : SCC : CCFV : ☐ WATER	LP : SCC : CCFV : ☐ WATER
SAT	LP : SCC : CCFV : ☐ TRATER	LP : SCC : CCFV : ☐ WATER	LP : SCC : CCFV : ☐ WATER
SUN	LP : SCC : CCFV : ☐ WATER	LP : SCC : CCFV : ☐ WATER	LP : SCC : CCFV : ☐ WATER

REMINDER: You need complex carbohydrates with every meal, but that doesn't always mean starches. Stick to 2-4 servings of starchy carbs each day.

LEGEND

LP = Lean Protein (meat, fish, tofu, etc.) **5-6 servings daily**
SCC = Starchy Complex Carbs (banana, rice, sweet potato, pasta, etc.) **2-4 servings daily**
CCFV = Complex Carbs from Fruit and Vegetables **5-6 servings daily**
HF = Healthy Fats (olive oil, avocado, flaxseed, nuts, etc.) **2-3 servings daily**
S = Supplements (vitamins, minerals, etc.)

MIDAFTER-NOON MUNCH	DINNER DELIGHT	BEFORE BED IF HUNGRY	HF/S FOR DAY
LP : SCC : CCFV : ☐ WATER	LP : SCC : CCFV : ☐ WATER	LP : SCC : CCFV : ☐ WATER	HF : S :
LP : SCC : CCFV : ☐ WATER	LP : SCC : CCFV : ☐ WATER	LP : SCC : CCFV : ☐ WATER	HF : S :
LP : SCC : CCFV : ☐ WATER	LP : SCC : CCFV : ☐ WATER	LP : SCC : CCFV : ☐ WATER	HF : S :
LP : SCC : CCFV : ☐ WATER	LP : SCC : CCFV : ☐ WATER	LP : SCC : CCFV : ☐ WATER	HF : S :
LP : SCC : CCFV : ☐ WATER	LP : SCC : CCFV : ☐ WATER	LP : SCC : CCFV : ☐ WATER	HF : S :
LP : SCC : CCFV : ☐ WATER	LP : SCC : CCFV : ☐ WATER	LP : SCC : CCFV : ☐ WATER	HF : S :
LP : SCC : CCFV : ☐ WATER	LP : SCC : CCFV : ☐ WATER	LP : SCC : CCFV : ☐ WATER	HF : S :

REMINDER: Healthy fats are important, but you don't need to eat them with every meal. Two or three servings each day is fine.

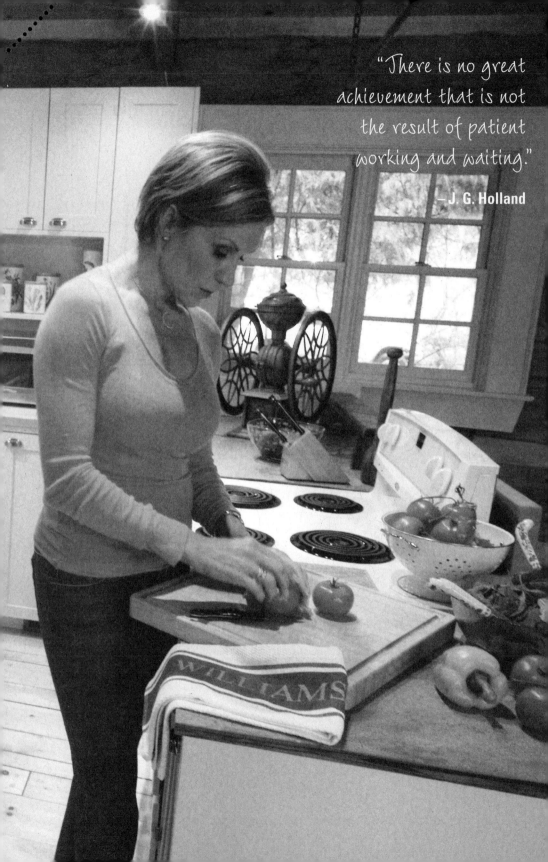

"There is no great achievement that is not the result of patient working and waiting."

— J. G. Holland

FOOD TIP

Beans benefit both your budget and your health. Fairly high in proteins, the lowly bean is an excellent and inexpensive alternative to costly meats. But the real benefit of beans is in their unique packaging. Both complex carbohydrates and fiber are tightly packed into each bean, the end result being that beans are slowly digested and don't spike blood glucose levels.

WEEKLY GOAL

_____
_____
_____
_____
_____
_____

SHOPPING LIST

Lean Protein
☐ _____
☐ _____
☐ _____
☐ _____
☐ _____
☐ _____

Starchy Complex Carbs
☐ _____
☐ _____
☐ _____
☐ _____
☐ _____
☐ _____

Fruit & Vegetables
☐ _____
☐ _____
☐ _____
☐ _____
☐ _____
☐ _____

Healthy Fats
☐ _____
☐ _____
☐ _____

Supplements
☐ _____
☐ _____
☐ _____

WEEKLY FOOD TRACKER

	MORNING START	MIDMORNING BOOSTER	LUNCHTIME REFUEL
MON	LP : SCC : CCFV : ☐ WATER	LP : SCC : CCFV : ☐ WATER	LP : SCC : CCFV : ☐ WATER
TUES	LP : SCC : CCFV : ☐ WATER	LP : SCC : CCFV : ☐ WATER	LP : SCC : CCFV : ☐ WATER
WED	LP : SCC : CCFV : ☐ WATER	LP : SCC : CCFV : ☐ WATER	LP : SCC : CCFV : ☐ WATER
THUR	LP : SCC : CCFV : ☐ WATER	LP : SCC : CCFV : ☐ WATER	LP : SCC : CCFV : ☐ WATER
FRI	LP : SCC : CCFV : ☐ WATER	LP : SCC : CCFV : ☐ WATER	LP : SCC : CCFV : ☐ WATER
SAT	LP : SCC : CCFV : ☐ WATER	LP : SCC : CCFV : ☐ WATER	LP : SCC : CCFV : ☐ WATER
SUN	LP : SCC : CCFV : ☐ WATER	LP : SCC : CCFV : ☐ WATER	LP : SCC : CCFV : ☐ WATER

REMINDER: You need complex carbohydrates with every meal, but that doesn't always mean starches. Stick to 2-4 servings of starchy carbs each day.

LEGEND

LP = Lean Protein (meat, fish, tofu, etc.) **5-6 servings daily**
SCC = Starchy Complex Carbs (banana, rice, sweet potato, pasta, etc.) **2-4 servings daily**
CCFV = Complex Carbs from Fruit and Vegetables **5-6 servings daily**
HF = Healthy Fats (olive oil, avocado, flaxseed, nuts, etc.) **2-3 servings daily**
S = Supplements (vitamins, minerals, etc.)

MIDAFTER-NOON MUNCH	DINNER DELIGHT	BEFORE BED IF HUNGRY	HF/S FOR DAY
LP : SCC : CCFV : ☐ WATER	LP : SCC : CCFV : ☐ WATER	LP : SCC : CCFV : ☐ WATER	HF : S :
LP : SCC : CCFV : ☐ WATER	LP : SCC : CCFV : ☐ WATER	LP : SCC : CCFV : ☐ WATER	HF : S :
LP : SCC : CCFV : ☐ WATER	LP : SCC : CCFV : ☐ WATER	LP : SCC : CCFV : ☐ WATER	HF : S :
LP : SCC : CCFV : ☐ WATER	LP : SCC : CCFV : ☐ WATER	LP : SCC : CCFV : ☐ WATER	HF : S :
LP : SCC : CCFV : ☐ WATER	LP : SCC : CCFV : ☐ WATER	LP : SCC : CCFV : ☐ WATER	HF : S :
LP : SCC : CCFV : ☐ WATER	LP : SCC : CCFV : ☐ WATER	LP : SCC : CCFV : ☐ WATER	HF : S :
LP : SCC : CCFV : ☐ WATER	LP : SCC : CCFV : ☐ WATER	LP : SCC : CCFV : ☐ WATER	HF : S :

REMINDER: Healthy fats are important, but you don't need to eat them with every meal. Two or three servings each day is fine.

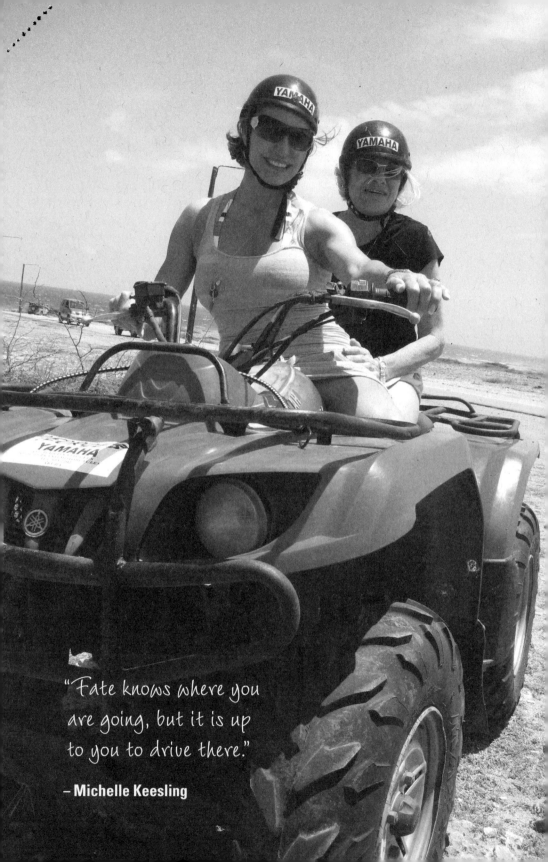

"Fate knows where you are going, but it is up to you to drive there."

– Michelle Keesling

FOOD TIP

Beans are a cancer-fighting food, one of 11 named as such by The American Institute of Cancer Research. Thanks to potent phytochemicals called saponins, protease inhibitors and phytic acid, beans help protect cells from specific damage that leads to cancer.

WEEKLY GOAL

SHOPPING LIST

Lean Protein
- ☐ _____
- ☐ _____
- ☐ _____
- ☐ _____
- ☐ _____
- ☐ _____

Starchy Complex Carbs
- ☐ _____
- ☐ _____
- ☐ _____
- ☐ _____
- ☐ _____
- ☐ _____

Fruit & Vegetables
- ☐ _____
- ☐ _____
- ☐ _____
- ☐ _____
- ☐ _____
- ☐ _____

Healthy Fats
- ☐ _____
- ☐ _____
- ☐ _____

Supplements
- ☐ _____
- ☐ _____
- ☐ _____

WEEKLY FOOD TRACKER

DATE

	MORNING START	MIDMORNING BOOSTER	LUNCHTIME REFUEL
MON	LP : SCC : CCFV : ☐ WATER	LP : SCC : CCFV : ☐ WATER	LP : SCC : CCFV : ☐ WATER
TUES	LP : SCC : CCFV : ☐ WATER	LP : SCC : CCFV : ☐ WATER	LP : SCC : CCFV : ☐ WATER
WED	LP : SCC : CCFV : ☐ WATER	LP : SCC : CCFV : ☐ WATER	LP : SCC : CCFV : ☐ WATER
THUR	LP : SCC : CCFV : ☐ WATER	LP : SCC : CCFV : ☐ WATER	LP : SCC : CCFV : ☐ WATER
FRI	LP : SCC : CCFV : ☐ WATER	LP : SCC : CCFV : ☐ WATER	LP : SCC : CCFV : ☐ WATER
SAT	LP : SCC : CCFV : ☐ WATER	LP : SCC : CCFV : ☐ WATER	LP : SCC : CCFV : ☐ WATER
SUN	LP : SCC : CCFV : ☐ WATER	LP : SCC : CCFV : ☐ WATER	LP : SCC : CCFV : ☐ WATER

REMINDER: You need complex carbohydrates with every meal, but that doesn't always mean starches. Stick to 2-4 servings of starchy carbs each day.

LEGEND

LP = Lean Protein (meat, fish, tofu, etc.) **5-6 servings daily**
SCC = Starchy Complex Carbs (banana, rice, sweet potato, pasta, etc.) **2-4 servings daily**
CCFV = Complex Carbs from Fruit and Vegetables **5-6 servings daily**
HF = Healthy Fats (olive oil, avocado, flaxseed, nuts, etc.) **2-3 servings daily**
S = Supplements (vitamins, minerals, etc.)

MIDAFTER-NOON MUNCH	DINNER DELIGHT	BEFORE BED IF HUNGRY	HF/S FOR DAY
LP : SCC : CCFV : ☐ WATER	LP : SCC : CCFV : ☐ WATER	LP : SCC : CCFV : ☐ WATER	HF : S :
LP : SCC : CCFV : ☐ WATER	LP : SCC : CCFV : ☐ WATER	LP : SCC : CCFV : ☐ WATER	HF : S :
LP : SCC : CCFV : ☐ WATER	LP : SCC : CCFV : ☐ WATER	LP : SCC : CCFV : ☐ WATER	HF : S :
LP : SCC : CCFV : ☐ WATER	LP : SCC : CCFV : ☐ WATER	LP : SCC : CCFV : ☐ WATER	HF : S :
LP : SCC : CCFV : ☐ WATER	LP : SCC : CCFV : ☐ WATER	LP : SCC : CCFV : ☐ WATER	HF : S :
LP : SCC : CCFV : ☐ WATER	LP : SCC : CCFV : ☐ WATER	LP : SCC : CCFV : ☐ WATER	HF : S :
LP : SCC : CCFV : ☐ WATER	LP : SCC : CCFV : ☐ WATER	LP : SCC : CCFV : ☐ WATER	HF : S :

REMINDER: Healthy fats are important, but you don't need to eat them with every meal. Two or three servings each day is fine.

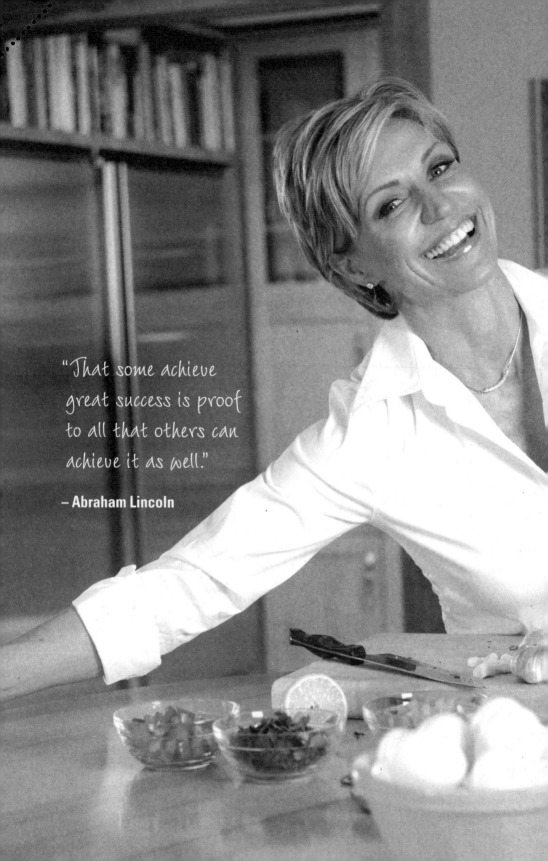

"That some achieve
great success is proof
to all that others can
achieve it as well."

– Abraham Lincoln

FOOD TIP

What's miso? A thin soup made from a paste of fermented soybeans. Widely eaten in Japanese cultures, miso soup promotes health. Packed with isoflavones, miso reduces the risk of breast cancer and reduces menopausal symptoms.

WEEKLY GOAL

SHOPPING LIST

Lean Protein
- ☐
- ☐
- ☐
- ☐
- ☐
- ☐

Starchy Complex Carbs
- ☐
- ☐
- ☐
- ☐
- ☐
- ☐

Fruit & Vegetables
- ☐
- ☐
- ☐
- ☐
- ☐
- ☐

Healthy Fats
- ☐
- ☐
- ☐

Supplements
- ☐
- ☐
- ☐

WEEKLY FOOD TRACKER

	MORNING START	MIDMORNING BOOSTER	LUNCHTIME REFUEL
MON	LP : SCC : CCFV : ☐ WATER	LP : SCC : CCFV : ☐ WATER	LP : SCC : CCFV : ☐ WATER
TUES	LP : SCC : CCFV : ☐ WATER	LP : SCC : CCFV : ☐ WATER	LP : SCC : CCFV : ☐ WATER
WED	LP : SCC : CCFV : ☐ WATER	LP : SCC : CCFV : ☐ WATER	LP : SCC : CCFV : ☐ WATER
THUR	LP : SCC : CCFV : ☐ WATER	LP : SCC : CCFV : ☐ WATER	LP : SCC : CCFV : ☐ WATER
FRI	LP : SCC : CCFV : ☐ WATER	LP : SCC : CCFV : ☐ WATER	LP : SCC : CCFV : ☐ WATER
SAT	LP : SCC : CCFV : ☐ WATER	LP : SCC : CCFV : ☐ WATER	LP : SCC : CCFV : ☐ WATER
SUN	LP : SCC : CCFV : ☐ WATER	LP : SCC : CCFV : ☐ WATER	LP : SCC : CCFV : ☐ WATER

REMINDER: You need complex carbohydrates with every meal, but that doesn't always mean starches. Stick to 2-4 servings of starchy carbs each day.

LEGEND

LP = Lean Protein (meat, fish, tofu, etc.) **5-6 servings daily**
SCC = Starchy Complex Carbs (banana, rice, sweet potato, pasta, etc.) **2-4 servings daily**
CCFV = Complex Carbs from Fruit and Vegetables **5-6 servings daily**
HF = Healthy Fats (olive oil, avocado, flaxseed, nuts, etc.) **2-3 servings daily**
S = Supplements (vitamins, minerals, etc.)

MIDAFTER-NOON MUNCH	DINNER DELIGHT	BEFORE BED IF HUNGRY	HF/S FOR DAY
LP : SCC : CCFV : ☐ WATER	LP : SCC : CCFV : ☐ WATER	LP : SCC : CCFV : ☐ WATER	HF : S :
LP : SCC : CCFV : ☐ WATER	LP : SCC : CCFV : ☐ WATER	LP : SCC : CCFV : ☐ WATER	HF : S :
LP : SCC : CCFV : ☐ WATER	LP : SCC : CCFV : ☐ WATER	LP : SCC : CCFV : ☐ WATER	HF : S :
LP : SCC : CCFV : ☐ WATER	LP : SCC : CCFV : ☐ WATER	LP : SCC : CCFV : ☐ WATER	HF : S :
LP : SCC : CCFV : ☐ WATER	LP : SCC : CCFV : ☐ WATER	LP : SCC : CCFV : ☐ WATER	HF : S :
LP : SCC : CCFV : ☐ WATER	LP : SCC : CCFV : ☐ WATER	LP : SCC : CCFV : ☐ WATER	HF : S :
LP : SCC : CCFV : ☐ WATER	LP : SCC : CCFV : ☐ WATER	LP : SCC : CCFV : ☐ WATER	HF : S :

REMINDER: Healthy fats are important, but you don't need to eat them with every meal. Two or three servings each day is fine.

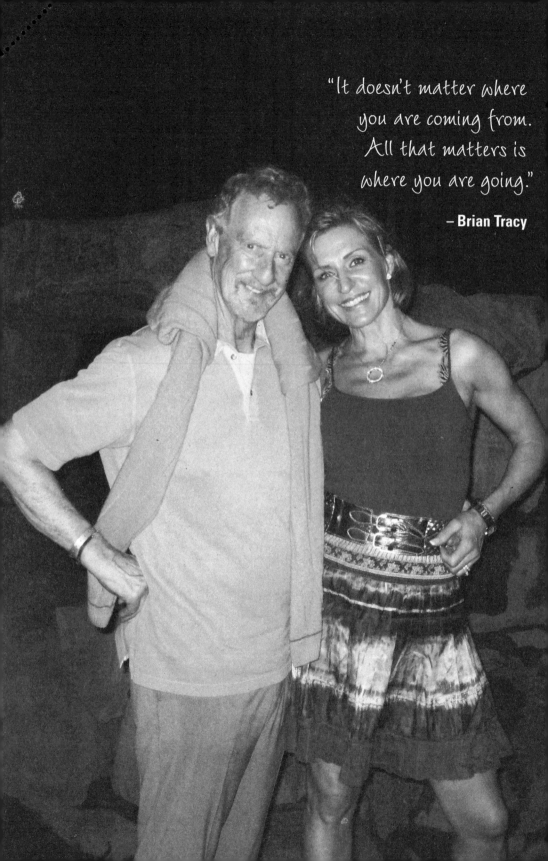

"It doesn't matter where you are coming from. All that matters is where you are going."

— Brian Tracy

FOOD TIP

A cup of green tea packs an enormous dollop of nutrients. The American Institute of Cancer Research suggests drinking plenty of green tea each day to reinforce the body's cancer-fighting mechanisms.

WEEKLY GOAL

SHOPPING LIST

Lean Protein

☐ _____
☐ _____
☐ _____
☐ _____
☐ _____
☐ _____

Starchy Complex Carbs

☐ _____
☐ _____
☐ _____
☐ _____
☐ _____
☐ _____

Fruit & Vegetables

☐ _____
☐ _____
☐ _____
☐ _____
☐ _____
☐ _____

Healthy Fats

☐ _____
☐ _____
☐ _____

Supplements

☐ _____
☐ _____
☐ _____

MONTHLY REASSESSMENT

DATE

	CURRENT	CHANGE
Weight		
Body-fat percentage		

MEASUREMENTS	CURRENT	CHANGE
Chest		
Waist		
Hips		
Right Thigh		
Left Thigh		
Right Arm: – relaxed		
– flexed		
Left Arm: – relaxed		
– flexed		
Right Calf		
Left Calf		

MONTHLY GOAL

By this time next month...

MY ROUTINE

How will I change my workout routine to accomplish my goals?

NOTES

WEEKLY FOOD TRACKER

DATE

	MORNING START	MIDMORNING BOOSTER	LUNCHTIME REFUEL
MON	LP : SCC : CCFV : ☐ WATER	LP : SCC : CCFV : ☐ WATER	LP : SCC : CCFV : ☐ WATER
TUES	LP : SCC : CCFV : ☐ WATER	LP : SCC : CCFV : ☐ WATER	LP : SCC : CCFV : ☐ WATER
WED	LP : SCC : CCFV : ☐ WATER	LP : SCC : CCFV : ☐ WATER	LP : SCC : CCFV : ☐ WATER
THUR	LP : SCC : CCFV : ☐ WATER	LP : SCC : CCFV : ☐ WATER	LP : SCC : CCFV : ☐ WATER
FRI	LP : SCC : CCFV : ☐ WATER	LP : SCC : CCFV : ☐ WATER	LP : SCC : CCFV : ☐ WATER
SAT	LP : SCC : CCFV : ☐ WATER	LP : SCC : CCFV : ☐ WATER	LP : SCC : CCFV : ☐ WATER
SUN	LP : SCC : CCFV : ☐ WATER	LP : SCC : CCFV : ☐ WATER	LP : SCC : CCFV : ☐ WATER

REMINDER: You need complex carbohydrates with every meal, but that doesn't always mean starches. Stick to 2-4 servings of starchy carbs each day.

LEGEND

LP = Lean Protein (meat, fish, tofu, etc.) **5-6 servings daily**
SCC = Starchy Complex Carbs (banana, rice, sweet potato, pasta, etc.) **2-4 servings daily**
CCFV = Complex Carbs from Fruit and Vegetables **5-6 servings daily**
HF = Healthy Fats (olive oil, avocado, flaxseed, nuts, etc.) **2-3 servings daily**
S = Supplements (vitamins, minerals, etc.)

MIDAFTER-NOON MUNCH	DINNER DELIGHT	BEFORE BED IF HUNGRY	HF/S FOR DAY
LP : SCC : CCFV : ☐ WATER	LP : SCC : CCFV : ☐ WATER	LP : SCC : CCFV : ☐ WATER	HF : S :
LP : SCC : CCFV : ☐ WATER	LP : SCC : CCFV : ☐ WATER	LP : SCC : CCFV : ☐ WATER	HF : S :
LP : SCC : CCFV : ☐ WATER	LP : SCC : CCFV : ☐ WATER	LP : SCC : CCFV : ☐ WATER	HF : S :
LP : SCC : CCFV : ☐ WATER	LP : SCC : CCFV : ☐ WATER	LP : SCC : CCFV : ☐ WATER	HF : S :
LP : SCC : CCFV : ☐ WATER	LP : SCC : CCFV : ☐ WATER	LP : SCC : CCFV : ☐ WATER	HF : S :
LP : SCC : CCFV : ☐ WATER	LP : SCC : CCFV : ☐ WATER	LP : SCC : CCFV : ☐ WATER	HF : S :
LP : SCC : CCFV : ☐ WATER	LP : SCC : CCFV : ☐ WATER	LP : SCC : CCFV : ☐ WATER	HF : S :

REMINDER: Healthy fats are important, but you don't need to eat them with every meal. Two or three servings each day is fine.

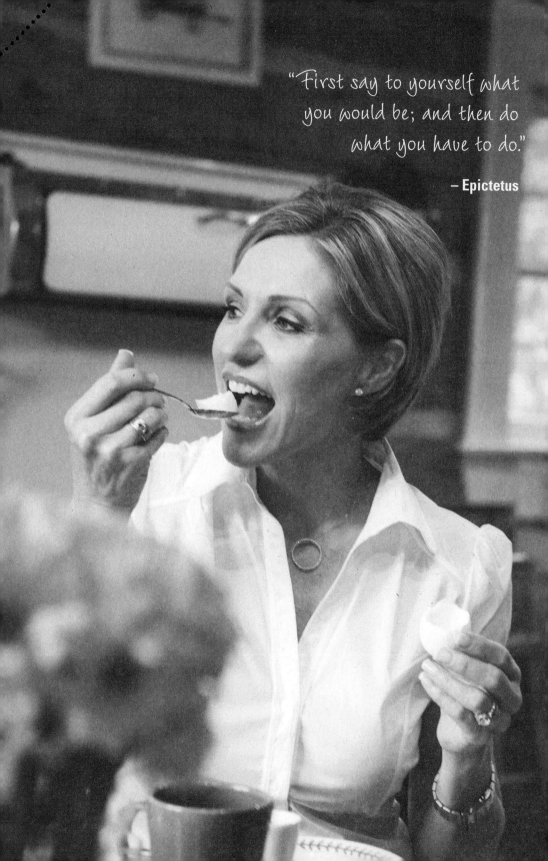

"First say to yourself what you would be; and then do what you have to do."

– Epictetus

FOOD TIP

Vegetables such as bok choy, kale, bean sprouts, chard, spinach, sweet potatoes and onions are superb (and inexpensive) options for a nutrient-loaded meal. Add one or more of these to a meal every day for excellent health.

WEEKLY GOAL

SHOPPING LIST

Lean Protein
- ☐ _____
- ☐ _____
- ☐ _____
- ☐ _____
- ☐ _____
- ☐ _____

Starchy Complex Carbs
- ☐ _____
- ☐ _____
- ☐ _____
- ☐ _____
- ☐ _____
- ☐ _____

Fruit & Vegetables
- ☐ _____
- ☐ _____
- ☐ _____
- ☐ _____
- ☐ _____
- ☐ _____

Healthy Fats
- ☐ _____
- ☐ _____
- ☐ _____

Supplements
- ☐ _____
- ☐ _____
- ☐ _____

WEEKLY FOOD TRACKER

DATE

	MORNING START	MIDMORNING BOOSTER	LUNCHTIME REFUEL
MON	LP : SCC : CCFV : ☐ WATER	LP : SCC : CCFV : ☐ WATER	LP : SCC : CCFV : ☐ WATER
TUES	LP : SCC : CCFV : ☐ WATER	LP : SCC : CCFV : ☐ WATER	LP : SCC : CCFV : ☐ WATER
WED	LP : SCC : CCFV : ☐ WATER	LP : SCC : CCFV : ☐ WATER	LP : SCC : CCFV : ☐ WATER
THUR	LP : SCC : CCFV : ☐ WATER	LP : SCC : CCFV : ☐ WATER	LP : SCC : CCFV : ☐ WATER
FRI	LP : SCC : CCFV : ☐ WATER	LP : SCC : CCFV : ☐ WATER	LP : SCC : CCFV : ☐ WATER
SAT	LP : SCC : CCFV : ☐ WATER	LP : SCC : CCFV : ☐ WATER	LP : SCC : CCFV : ☐ WATER
SUN	LP : SCC : CCFV : ☐ WATER	LP : SCC : CCFV : ☐ WATER	LP : SCC : CCFV : ☐ WATER

REMINDER: You need complex carbohydrates with every meal, but that doesn't always mean starches. Stick to 2-4 servings of starchy carbs each day.

MIDAFTER-NOON MUNCH	DINNER DELIGHT	BEFORE BED IF HUNGRY	HF/S FOR DAY
LP : SCC : CCFV : ☐ WATER	LP : SCC : CCFV : ☐ WATER	LP : SCC : CCFV : ☐ WATER	HF : S :
LP : SCC : CCFV : ☐ WATER	LP : SCC : CCFV : ☐ WATER	LP : SCC : CCFV : ☐ WATER	HF : S :
LP : SCC : CCFV : ☐ WATER	LP : SCC : CCFV : ☐ WATER	LP : SCC : CCFV : ☐ WATER	HF : S :
LP : SCC : CCFV : ☐ WATER	LP : SCC : CCFV : ☐ WATER	LP : SCC : CCFV : ☐ WATER	HF : S :
LP : SCC : CCFV : ☐ WATER	LP : SCC : CCFV : ☐ WATER	LP : SCC : CCFV : ☐ WATER	HF : S :
LP : SCC : CCFV : ☐ WATER	LP : SCC : CCFV : ☐ WATER	LP : SCC : CCFV : ☐ WATER	HF : S :
LP : SCC : CCFV : ☐ WATER	LP : SCC : CCFV : ☐ WATER	LP : SCC : CCFV : ☐ WATER	HF : S :

REMINDER: Healthy fats are important, but you don't need to eat them with every meal. Two or three servings each day is fine.

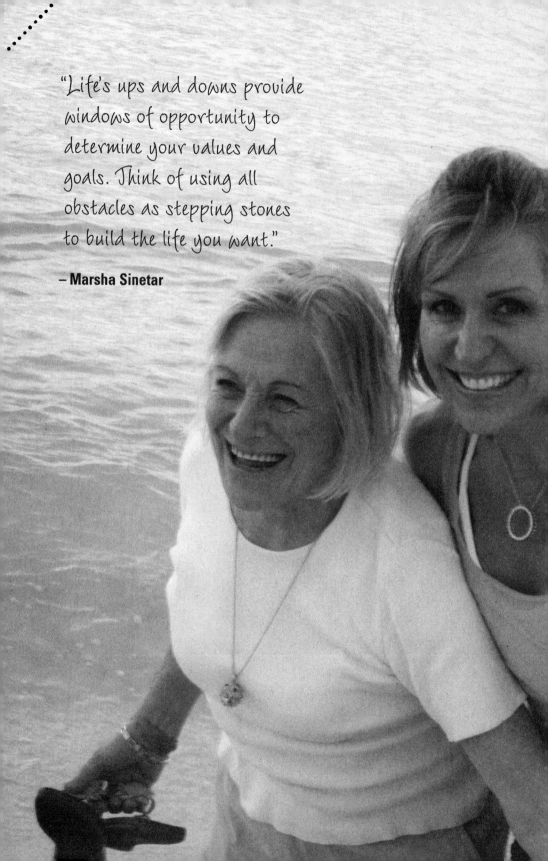

"Life's ups and downs provide windows of opportunity to determine your values and goals. Think of using all obstacles as stepping stones to build the life you want."

– Marsha Sinetar

FOOD TIP

Nuts contain good fats (yes there are good ones!) in the form of monounsaturated fats. They also contain phytosterols, which reduce inflammation. A handful of raw, unsalted nuts not only tastes wonderful, it contributes vitamins, minerals and disease-fighting power with each bite.

WEEKLY GOAL

SHOPPING LIST

Lean Protein

- [ ]
- [ ]
- [ ]
- [ ]
- [ ]
- [ ]

Starchy Complex Carbs

- [ ]
- [ ]
- [ ]
- [ ]
- [ ]
- [ ]

Fruit & Vegetables

- [ ]
- [ ]
- [ ]
- [ ]
- [ ]
- [ ]

Healthy Fats

- [ ]
- [ ]
- [ ]

Supplements

- [ ]
- [ ]
- [ ]

WEEKLY FOOD TRACKER

DATE

	MORNING START	MIDMORNING BOOSTER	LUNCHTIME REFUEL
MON	LP : SCC : CCFV : ☐ WATER	LP : SCC : CCFV : ☐ WATER	LP : SCC : CCFV : ☐ WATER
TUES	LP : SCC : CCFV : ☐ WATER	LP : SCC : CCFV : ☐ WATER	LP : SCC : CCFV : ☐ WATER
WED	LP : SCC : CCFV : ☐ WATER	LP : SCC : CCFV : ☐ WATER	LP : SCC : CCFV : ☐ WATER
THUR	LP : SCC : CCFV : ☐ WATER	LP : SCC : CCFV : ☐ WATER	LP : SCC : CCFV : ☐ WATER
FRI	LP : SCC : CCFV : ☐ WATER	LP : SCC : CCFV : ☐ WATER	LP : SCC : CCFV : ☐ WATER
SAT	LP : SCC : CCFV : ☐ WATER	LP : SCC : CCFV : ☐ WATER	LP : SCC : CCFV : ☐ WATER
SUN	LP : SCC : CCFV : ☐ WATER	LP : SCC : CCFV : ☐ WATER	LP : SCC : CCFV : ☐ WATER

REMINDER: You need complex carbohydrates with every meal, but that doesn't always mean starches. Stick to 2-4 servings of starchy carbs each day.

LEGEND

LP = Lean Protein (meat, fish, tofu, etc.) **5-6 servings daily**
SCC = Starchy Complex Carbs (banana, rice, sweet potato, pasta, etc.) **2-4 servings daily**
CCFV = Complex Carbs from Fruit and Vegetables **5-6 servings daily**
HF = Healthy Fats (olive oil, avocado, flaxseed, nuts, etc.) **2-3 servings daily**
S = Supplements (vitamins, minerals, etc.)

MIDAFTER-NOON MUNCH	DINNER DELIGHT	BEFORE BED IF HUNGRY	HF/S FOR DAY
LP : SCC : CCFV : ☐ WATER	LP : SCC : CCFV : ☐ WATER	LP : SCC : CCFV : ☐ WATER	HF : S :
LP : SCC : CCFV : ☐ WATER	LP : SCC : CCFV : ☐ WATER	LP : SCC : CCFV : ☐ WATER	HF : S :
LP : SCC : CCFV : ☐ WATER	LP : SCC : CCFV : ☐ WATER	LP : SCC : CCFV : ☐ WATER	HF : S :
LP : SCC : CCFV : ☐ WATER	LP : SCC : CCFV : ☐ WATER	LP : SCC : CCFV : ☐ WATER	HF : S :
LP : SCC : CCFV : ☐ WATER	LP : SCC : CCFV : ☐ WATER	LP : SCC : CCFV : ☐ WATER	HF : S :
LP : SCC : CCFV : ☐ WATER	LP : SCC : CCFV : ☐ WATER	LP : SCC : CCFV : ☐ WATER	HF : S :
LP : SCC : CCFV : ☐ WATER	LP : SCC : CCFV : ☐ WATER	LP : SCC : CCFV : ☐ WATER	HF : S :

REMINDER: Healthy fats are important, but you don't need to eat them with every meal. Two or three servings each day is fine.

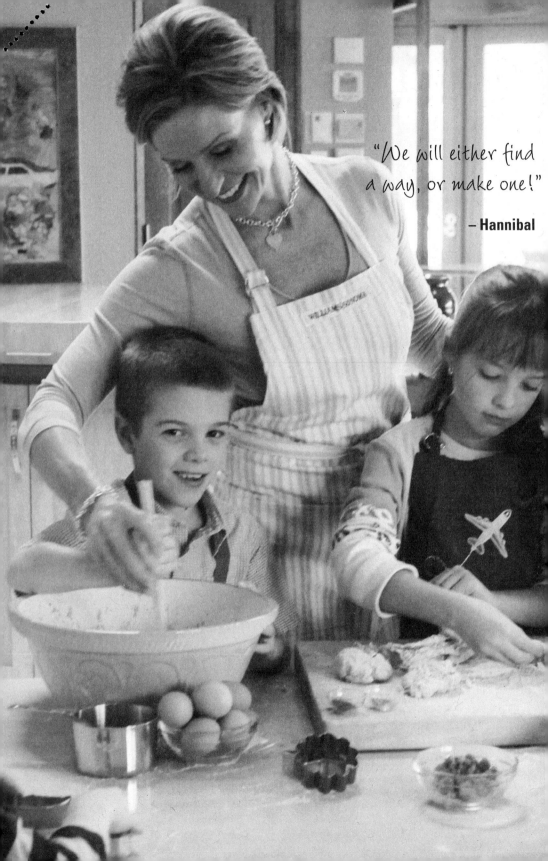

"We will either find a way, or make one!"

– Hannibal

FOOD TIP

Naturopaths are trained to treat the body as a whole. They do not treat symptoms alone. Including a naturopathic doctor in your roster of health-care professionals broadens your health spectrum to include preventive medicine.

WEEKLY GOAL

SHOPPING LIST

Lean Protein
- ☐
- ☐
- ☐
- ☐
- ☐
- ☐

Starchy Complex Carbs
- ☐
- ☐
- ☐
- ☐
- ☐
- ☐

Fruit & Vegetables
- ☐
- ☐
- ☐
- ☐
- ☐
- ☐

Healthy Fats
- ☐
- ☐
- ☐

Supplements
- ☐
- ☐
- ☐

WEEKLY FOOD TRACKER

DATE

	MORNING START	MIDMORNING BOOSTER	LUNCHTIME REFUEL
MON	LP : SCC : CCFV : ☐ WATER	LP : SCC : CCFV : ☐ WATER	LP : SCC : CCFV : ☐ WATER
TUES	LP : SCC : CCFV : ☐ WATER	LP : SCC : CCFV : ☐ WATER	LP : SCC : CCFV : ☐ WATER
WED	LP : SCC : CCFV : ☐ WATER	LP : SCC : CCFV : ☐ WATER	LP : SCC : CCFV : ☐ WATER
THUR	LP : SCC : CCFV : ☐ WATER	LP : SCC : CCFV : ☐ WATER	LP : SCC : CCFV : ☐ WATER
FRI	LP : SCC : CCFV : ☐ WATER	LP : SCC : CCFV : ☐ WATER	LP : SCC : CCFV : ☐ WATER
SAT	LP : SCC : CCFV : ☐ WATER	LP : SCC : CCFV : ☐ WATER	LP : SCC : CCFV : ☐ WATER
SUN	LP : SCC : CCFV : ☐ WATER	LP : SCC : CCFV : ☐ WATER	LP : SCC : CCFV : ☐ WATER

REMINDER: You need complex carbohydrates with every meal, but that doesn't always mean starches. Stick to 2-4 servings of starchy carbs each day.

MIDAFTER-NOON MUNCH	DINNER DELIGHT	BEFORE BED IF HUNGRY	HF/S FOR DAY
LP : SCC : CCFV : ☐ WATER	LP : SCC : CCFV : ☐ WATER	LP : SCC : CCFV : ☐ WATER	HF : S :
LP : SCC : CCFV : ☐ WATER	LP : SCC : CCFV : ☐ WATER	LP : SCC : CCFV : ☐ WATER	HF : S :
LP : SCC : CCFV : ☐ WATER	LP : SCC : CCFV : ☐ WATER	LP : SCC : CCFV : ☐ WATER	HF : S :
LP : SCC : CCFV : ☐ WATER	LP : SCC : CCFV : ☐ WATER	LP : SCC : CCFV : ☐ WATER	HF : S :
LP : SCC : CCFV : ☐ WATER	LP : SCC : CCFV : ☐ WATER	LP : SCC : CCFV : ☐ WATER	HF : S :
LP : SCC : CCFV : ☐ WATER	LP : SCC : CCFV : ☐ WATER	LP : SCC : CCFV : ☐ WATER	HF : S :
LP : SCC : CCFV : ☐ WATER	LP : SCC : CCFV : ☐ WATER	LP : SCC : CCFV : ☐ WATER	HF : S :

REMINDER: Healthy fats are important, but you don't need to eat them with every meal. Two or three servings each day is fine.

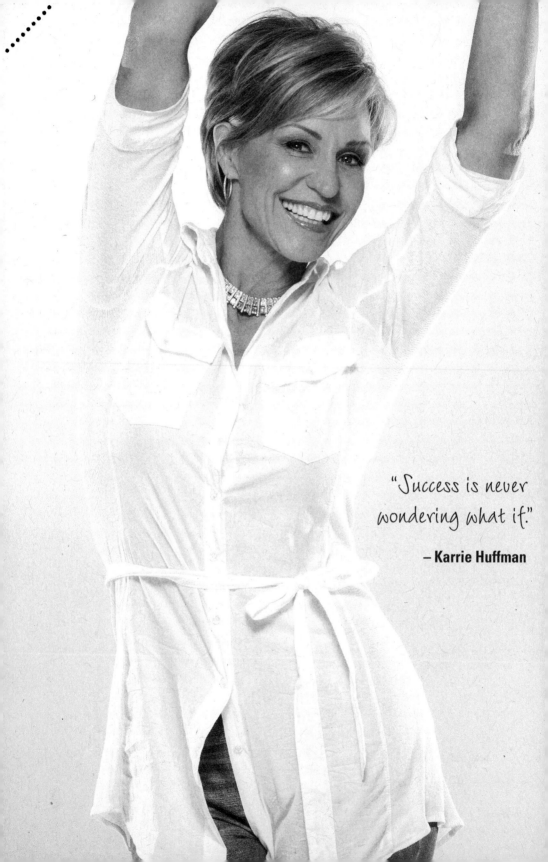

"Success is never
wondering what if."

— Karrie Huffman

FOOD TIP

Doctors, naturopaths, scientists, dentists, medical herbalists and nutritionists agree that optimum health starts with a healthy lifestyle that includes consuming a Clean diet as well as getting plenty of physical exercise.

WEEKLY GOAL

SHOPPING LIST

Lean Protein

☐ _____
☐ _____
☐ _____
☐ _____
☐ _____
☐ _____

Starchy Complex Carbs

☐ _____
☐ _____
☐ _____
☐ _____
☐ _____
☐ _____

Fruit & Vegetables

☐ _____
☐ _____
☐ _____
☐ _____
☐ _____
☐ _____

Healthy Fats

☐ _____
☐ _____
☐ _____

Supplements

☐ _____
☐ _____
☐ _____

MONTHLY REASSESSMENT

	CURRENT	CHANGE
Weight		
Body-fat percentage		

MEASUREMENTS	CURRENT	CHANGE
Chest		
Waist		
Hips		
Right Thigh		
Left Thigh		
Right Arm: – relaxed		
– flexed		
Left Arm: – relaxed		
– flexed		
Right Calf		
Left Calf		

MONTHLY GOAL

By this time next month...

MY ROUTINE

How will I change my workout routine to accomplish my goals?

NOTES

WEEKLY FOOD TRACKER

	MORNING START	MIDMORNING BOOSTER	LUNCHTIME REFUEL
MON	LP : SCC : CCFV : ☐ WATER	LP : SCC : CCFV : ☐ WATER	LP : SCC : CCFV : ☐ WATER
TUES	LP : SCC : CCFV : ☐ WATER	LP : SCC : CCFV : ☐ WATER	LP : SCC : CCFV : ☐ WATER
WED	LP : SCC : CCFV : ☐ WATER	LP : SCC : CCFV : ☐ WATER	LP : SCC : CCFV : ☐ WATER
THUR	LP : SCC : CCFV : ☐ WATER	LP : SCC : CCFV : ☐ WATER	LP : SCC : CCFV : ☐ WATER
FRI	LP : SCC : CCFV : ☐ WATER	LP : SCC : CCFV : ☐ WATER	LP : SCC : CCFV : ☐ WATER
SAT	LP : SCC : CCFV : ☐ WATER	LP : SCC : CCFV : ☐ WATER	LP : SCC : CCFV : ☐ WATER
SUN	LP : SCC : CCFV : ☐ WATER	LP : SCC : CCFV : ☐ WATER	LP : SCC : CCFV : ☐ WATER

REMINDER: You need complex carbohydrates with every meal, but that doesn't always mean starches. Stick to 2-4 servings of starchy carbs each day.

LEGEND

LP = Lean Protein (meat, fish, tofu, etc.) **5-6 servings daily**
SCC = Starchy Complex Carbs (banana, rice, sweet potato, pasta, etc.) **2-4 servings daily**
CCFV = Complex Carbs from Fruit and Vegetables **5-6 servings daily**
HF = Healthy Fats (olive oil, avocado, flaxseed, nuts, etc.) **2-3 servings daily**
S = Supplements (vitamins, minerals, etc.)

MIDAFTER- NOON MUNCH	DINNER DELIGHT	BEFORE BED IF HUNGRY	HF/S FOR DAY
LP : SCC : CCFV : ☐ WATER	LP : SCC : CCFV : ☐ WATER	LP : SCC : CCFV : ☐ WATER	HF : S :
LP : SCC : CCFV : ☐ WATER	LP : SCC : CCFV : ☐ WATER	LP : SCC : CCFV : ☐ WATER	HF : S :
LP : SCC : CCFV : ☐ WATER	LP : SCC : CCFV : ☐ WATER	LP : SCC : CCFV : ☐ WATER	HF : S :
LP : SCC : CCFV : ☐ WATER	LP : SCC : CCFV : ☐ WATER	LP : SCC : CCFV : ☐ WATER	HF : S :
LP : SCC : CCFV : ☐ WATER	LP : SCC : CCFV : ☐ WATER	LP : SCC : CCFV : ☐ WATER	HF : S :
LP : SCC : CCFV : ☐ WATER	LP : SCC : CCFV : ☐ WATER	LP : SCC : CCFV : ☐ WATER	HF : S :
LP : SCC : CCFV : ☐ WATER	LP : SCC : CCFV : ☐ WATER	LP : SCC : CCFV : ☐ WATER	HF : S :

REMINDER: Healthy fats are important, but you don't need to eat them with every meal. Two or three servings each day is fine.

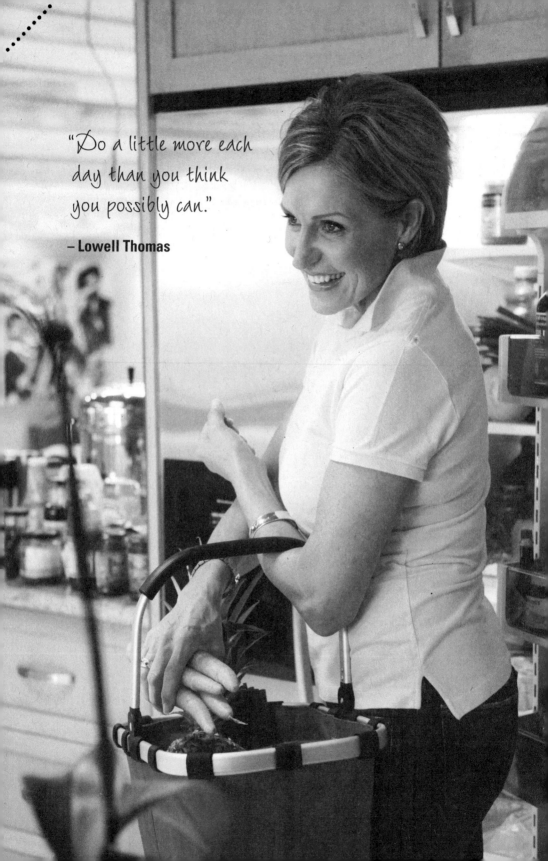

"Do a little more each
day than you think
you possibly can."

– Lowell Thomas

FOOD TIP

Smoking is unequivocally associated with one third of all types of cancer and 80 percent of all lung-related cancers. This is one habit that is good to break!

WEEKLY GOAL

SHOPPING LIST

Lean Protein
- ☐ _____
- ☐ _____
- ☐ _____
- ☐ _____
- ☐ _____
- ☐ _____

Starchy Complex Carbs
- ☐ _____
- ☐ _____
- ☐ _____
- ☐ _____
- ☐ _____
- ☐ _____

Fruit & Vegetables
- ☐ _____
- ☐ _____
- ☐ _____
- ☐ _____
- ☐ _____
- ☐ _____

Healthy Fats
- ☐ _____
- ☐ _____
- ☐ _____

Supplements
- ☐ _____
- ☐ _____
- ☐ _____

WEEKLY FOOD TRACKER

	MORNING START	MIDMORNING BOOSTER	LUNCHTIME REFUEL
MON	LP : SCC : CCFV : ☐ WATER	LP : SCC : CCFV : ☐ WATER	LP : SCC : CCFV : ☐ WATER
TUES	LP : SCC : CCFV : ☐ WATER	LP : SCC : CCFV : ☐ WATER	LP : SCC : CCFV : ☐ WATER
WED	LP : SCC : CCFV : ☐ WATER	LP : SCC : CCFV : ☐ WATER	LP : SCC : CCFV : ☐ WATER
THUR	LP : SCC : CCFV : ☐ WATER	LP : SCC : CCFV : ☐ WATER	LP : SCC : CCFV : ☐ WATER
FRI	LP : SCC : CCFV : ☐ WATER	LP : SCC : CCFV : ☐ WATER	LP : SCC : CCFV : ☐ WATER
SAT	LP : SCC : CCFV : ☐ TRATER	LP : SCC : CCFV : ☐ WATER	LP : SCC : CCFV : ☐ WATER
SUN	LP : SCC : CCFV : ☐ WATER	LP : SCC : CCFV : ☐ WATER	LP : SCC : CCFV : ☐ WATER

REMINDER: You need complex carbohydrates with every meal, but that doesn't always mean starches. Stick to 2-4 servings of starchy carbs each day.

LEGEND

LP = Lean Protein (meat, fish, tofu, etc.) **5-6 servings daily**
SCC = Starchy Complex Carbs (banana, rice, sweet potato, pasta, etc.) **2-4 servings daily**
CCFV = Complex Carbs from Fruit and Vegetables **5-6 servings daily**
HF = Healthy Fats (olive oil, avocado, flaxseed, nuts, etc.) **2-3 servings daily**
S = Supplements (vitamins, minerals, etc.)

MIDAFTER-NOON MUNCH	DINNER DELIGHT	BEFORE BED IF HUNGRY	HF/S FOR DAY
LP : SCC : CCFV : ☐ WATER	LP : SCC : CCFV : ☐ WATER	LP : SCC : CCFV : ☐ WATER	HF : S :
LP : SCC : CCFV : ☐ WATER	LP : SCC : CCFV : ☐ WATER	LP : SCC : CCFV : ☐ WATER	HF : S :
LP : SCC : CCFV : ☐ WATER	LP : SCC : CCFV : ☐ WATER	LP : SCC : CCFV : ☐ WATER	HF : S :
LP : SCC : CCFV : ☐ WATER	LP : SCC : CCFV : ☐ WATER	LP : SCC : CCFV : ☐ WATER	HF : S :
LP : SCC : CCFV : ☐ WATER	LP : SCC : CCFV : ☐ WATER	LP : SCC : CCFV : ☐ WATER	HF : S :
LP : SCC : CCFV : ☐ WATER	LP : SCC : CCFV : ☐ WATER	LP : SCC : CCFV : ☐ WATER	HF : S :
LP : SCC : CCFV : ☐ WATER	LP : SCC : CCFV : ☐ WATER	LP : SCC : CCFV : ☐ WATER	HF : S :

REMINDER: Healthy fats are important, but you don't need to eat them with every meal. Two or three servings each day is fine.

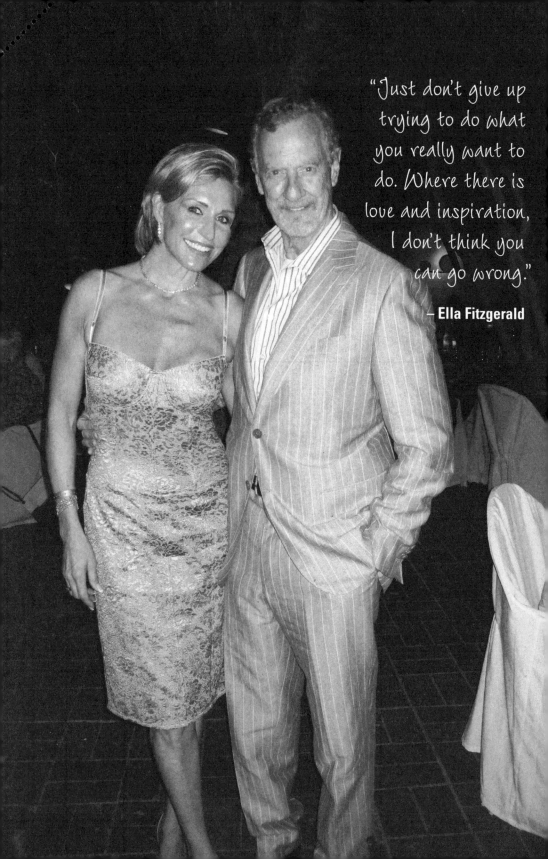

"Just don't give up trying to do what you really want to do. Where there is love and inspiration, I don't think you can go wrong."

— Ella Fitzgerald

FOOD TIP

A body under stress releases enormous quantities of free radicals into the bloodstream. Think of these as oxidizing agents that predispose the body to disease. Avoiding stress is impossible, but learning to cope with it reduces the risk of illness. Try to relax your way through a stressful situation by practicing this exercise: Breathe in and say the word "soft" to yourself. Breathe out and say the word "belly" under your breath. Repeat 15 times or until you feel yourself relaxing.

WEEKLY GOAL

SHOPPING LIST

Lean Protein
- ☐
- ☐
- ☐
- ☐
- ☐
- ☐

Starchy Complex Carbs
- ☐
- ☐
- ☐
- ☐
- ☐
- ☐

Fruit & Vegetables
- ☐
- ☐
- ☐
- ☐
- ☐
- ☐

Healthy Fats
- ☐
- ☐
- ☐

Supplements
- ☐
- ☐
- ☐

WEEKLY FOOD TRACKER

DATE

	MORNING START	MIDMORNING BOOSTER	LUNCHTIME REFUEL
MON	LP : SCC : CCFV : ☐ WATER	LP : SCC : CCFV : ☐ WATER	LP : SCC : CCFV : ☐ WATER
TUES	LP : SCC : CCFV : ☐ WATER	LP : SCC : CCFV : ☐ WATER	LP : SCC : CCFV : ☐ WATER
WED	LP : SCC : CCFV : ☐ WATER	LP : SCC : CCFV : ☐ WATER	LP : SCC : CCFV : ☐ WATER
THUR	LP : SCC : CCFV : ☐ WATER	LP : SCC : CCFV : ☐ WATER	LP : SCC : CCFV : ☐ WATER
FRI	LP : SCC : CCFV : ☐ WATER	LP : SCC : CCFV : ☐ WATER	LP : SCC : CCFV : ☐ WATER
SAT	LP : SCC : CCFV : ☐ WATER	LP : SCC : CCFV : ☐ WATER	LP : SCC : CCFV : ☐ WATER
SUN	LP : SCC : CCFV : ☐ WATER	LP : SCC : CCFV : ☐ WATER	LP : SCC : CCFV : ☐ WATER

REMINDER: You need complex carbohydrates with every meal, but that doesn't always mean starches. Stick to 2-4 servings of starchy carbs each day.

LEGEND

LP = Lean Protein (meat, fish, tofu, etc.) **5-6 servings daily**
SCC = Starchy Complex Carbs (banana, rice, sweet potato, pasta, etc.) **2-4 servings daily**
CCFV = Complex Carbs from Fruit and Vegetables **5-6 servings daily**
HF = Healthy Fats (olive oil, avocado, flaxseed, nuts, etc.) **2-3 servings daily**
S = Supplements (vitamins, minerals, etc.)

MIDAFTER-NOON MUNCH	DINNER DELIGHT	BEFORE BED IF HUNGRY	HF/S FOR DAY
LP : SCC : CCFV : ☐ WATER	LP : SCC : CCFV : ☐ WATER	LP : SCC : CCFV : ☐ WATER	HF : S :
LP : SCC : CCFV : ☐ WATER	LP : SCC : CCFV : ☐ WATER	LP : SCC : CCFV : ☐ WATER	HF : S :
LP : SCC : CCFV : ☐ WATER	LP : SCC : CCFV : ☐ WATER	LP : SCC : CCFV : ☐ WATER	HF : S :
LP : SCC : CCFV : ☐ WATER	LP : SCC : CCFV : ☐ WATER	LP : SCC : CCFV : ☐ WATER	HF : S :
LP : SCC : CCFV : ☐ WATER	LP : SCC : CCFV : ☐ WATER	LP : SCC : CCFV : ☐ WATER	HF : S :
LP : SCC : CCFV : ☐ WATER	LP : SCC : CCFV : ☐ WATER	LP : SCC : CCFV : ☐ WATER	HF : S :
LP : SCC : CCFV : ☐ WATER	LP : SCC : CCFV : ☐ WATER	LP : SCC : CCFV : ☐ WATER	HF : S :

REMINDER: Healthy fats are important, but you don't need to eat them with every meal. Two or three servings each day is fine.

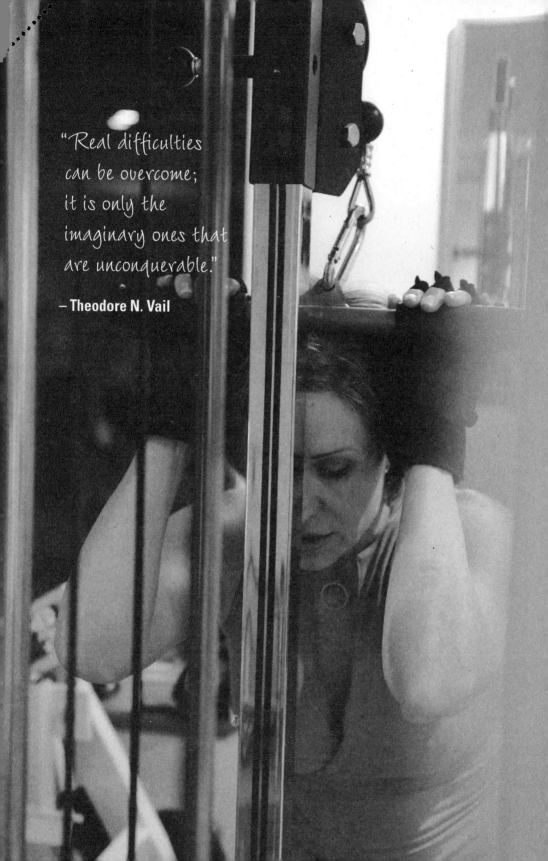

"Real difficulties
can be overcome;
it is only the
imaginary ones that
are unconquerable."

— **Theodore N. Vail**

FOOD TIP

If you feel a craving coming on and you fear temptation will win, try this: go out for a short walk, make yourself a cup of tea, or drink a glass of water to wait out the urge to binge on a favorite food. If the feeling doesn't subside, measure out a small amount of the food you're craving and be happy with that as a treat.

WEEKLY GOAL

SHOPPING LIST

Lean Protein
- [ ]
- [ ]
- [ ]
- [ ]
- [ ]
- [ ]

Starchy Complex Carbs
- [ ]
- [ ]
- [ ]
- [ ]
- [ ]
- [ ]

Fruit & Vegetables
- [ ]
- [ ]
- [ ]
- [ ]
- [ ]
- [ ]

Healthy Fats
- [ ]
- [ ]
- [ ]

Supplements
- [ ]
- [ ]
- [ ]

WEEKLY FOOD TRACKER

DATE

	MORNING START	MIDMORNING BOOSTER	LUNCHTIME REFUEL
MON	LP : SCC : CCFV : ☐ WATER	LP : SCC : CCFV : ☐ WATER	LP : SCC : CCFV : ☐ WATER
TUES	LP : SCC : CCFV : ☐ WATER	LP : SCC : CCFV : ☐ WATER	LP : SCC : CCFV : ☐ WATER
WED	LP : SCC : CCFV : ☐ WATER	LP : SCC : CCFV : ☐ WATER	LP : SCC : CCFV : ☐ WATER
THUR	LP : SCC : CCFV : ☐ WATER	LP : SCC : CCFV : ☐ WATER	LP : SCC : CCFV : ☐ WATER
FRI	LP : SCC : CCFV : ☐ WATER	LP : SCC : CCFV : ☐ WATER	LP : SCC : CCFV : ☐ WATER
SAT	LP : SCC : CCFV : ☐ WATER	LP : SCC : CCFV : ☐ WATER	LP : SCC : CCFV : ☐ WATER
SUN	LP : SCC : CCFV : ☐ WATER	LP : SCC : CCFV : ☐ WATER	LP : SCC : CCFV : ☐ WATER

REMINDER: You need complex carbohydrates with every meal, but that doesn't always mean starches. Stick to 2-4 servings of starchy carbs each day.

MIDAFTER-NOON MUNCH	DINNER DELIGHT	BEFORE BED IF HUNGRY	HF/S FOR DAY
LP : SCC : CCFV : ☐ WATER	LP : SCC : CCFV : ☐ WATER	LP : SCC : CCFV : ☐ WATER	HF : S :
LP : SCC : CCFV : ☐ WATER	LP : SCC : CCFV : ☐ WATER	LP : SCC : CCFV : ☐ WATER	HF : S :
LP : SCC : CCFV : ☐ WATER	LP : SCC : CCFV : ☐ WATER	LP : SCC : CCFV : ☐ WATER	HF : S :
LP : SCC : CCFV : ☐ WATER	LP : SCC : CCFV : ☐ WATER	LP : SCC : CCFV : ☐ WATER	HF : S :
LP : SCC : CCFV : ☐ WATER	LP : SCC : CCFV : ☐ WATER	LP : SCC : CCFV : ☐ WATER	HF : S :
LP : SCC : CCFV : ☐ WATER	LP : SCC : CCFV : ☐ WATER	LP : SCC : CCFV : ☐ WATER	HF : S :
LP : SCC : CCFV : ☐ WATER	LP : SCC : CCFV : ☐ WATER	LP : SCC : CCFV : ☐ WATER	HF : S :

REMINDER: Healthy fats are important, but you don't need to eat them with every meal. Two or three servings each day is fine.

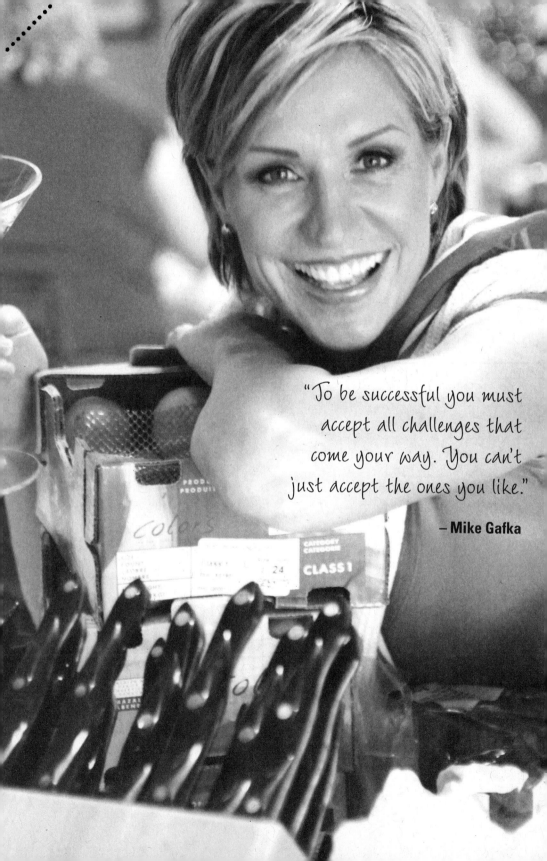

"To be successful you must accept all challenges that come your way. You can't just accept the ones you like."

— Mike Gafka

FOOD TIP

Garlic appears in many of my savory foods. I love the taste but I also eat it because I know how good it is for me. Why? Garlic contains phytochemicals called thioallyls, which help to thin the blood. This reduces the chance of blood clots forming while also reducing the risk of heart disease or stoke. Try to eat garlic every day. Roasted garlic is outstanding and still delivers healthful nutrients.

WEEKLY GOAL

SHOPPING LIST

Lean Protein

☐
☐
☐
☐
☐
☐

Starchy Complex Carbs

☐
☐
☐
☐
☐
☐

Fruit & Vegetables

☐
☐
☐
☐
☐
☐

Healthy Fats

☐
☐
☐

Supplements

☐
☐
☐

MONTHLY REASSESSMENT

	CURRENT	CHANGE
Weight		
Body-fat percentage		

MEASUREMENTS	CURRENT	CHANGE
Chest		
Waist		
Hips		
Right Thigh		
Left Thigh		
Right Arm: – relaxed		
– flexed		
Left Arm: – relaxed		
– flexed		
Right Calf		
Left Calf		

MONTHLY GOAL

By this time next month...

MY ROUTINE

How will I change my workout routine to accomplish my goals?

NOTES

WEEKLY FOOD TRACKER

DATE

	MORNING START	MIDMORNING BOOSTER	LUNCHTIME REFUEL
MON	LP : SCC : CCFV : ☐ WATER	LP : SCC : CCFV : ☐ WATER	LP : SCC : CCFV : ☐ WATER
TUES	LP : SCC : CCFV : ☐ WATER	LP : SCC : CCFV : ☐ WATER	LP : SCC : CCFV : ☐ WATER
WED	LP : SCC : CCFV : ☐ WATER	LP : SCC : CCFV : ☐ WATER	LP : SCC : CCFV : ☐ WATER
THUR	LP : SCC : CCFV : ☐ WATER	LP : SCC : CCFV : ☐ WATER	LP : SCC : CCFV : ☐ WATER
FRI	LP : SCC : CCFV : ☐ WATER	LP : SCC : CCFV : ☐ WATER	LP : SCC : CCFV : ☐ WATER
SAT	LP : SCC : CCFV : ☐ WATER	LP : SCC : CCFV : ☐ WATER	LP : SCC : CCFV : ☐ WATER
SUN	LP : SCC : CCFV : ☐ WATER	LP : SCC : CCFV : ☐ WATER	LP : SCC : CCFV : ☐ WATER

REMINDER: You need complex carbohydrates with every meal, but that doesn't always mean starches. Stick to 2-4 servings of starchy carbs each day.

LEGEND

LP = Lean Protein (meat, fish, tofu, etc.) **5-6 servings daily**
SCC = Starchy Complex Carbs (banana, rice, sweet potato, pasta, etc.) **2-4 servings daily**
CCFV = Complex Carbs from Fruit and Vegetables **5-6 servings daily**
HF = Healthy Fats (olive oil, avocado, flaxseed, nuts, etc.) **2-3 servings daily**
S = Supplements (vitamins, minerals, etc.)

MIDAFTER-NOON MUNCH	DINNER DELIGHT	BEFORE BED IF HUNGRY	HF/S FOR DAY
LP : SCC : CCFV : ☐ WATER	LP : SCC : CCFV : ☐ WATER	LP : SCC : CCFV : ☐ WATER	HF : S :
LP : SCC : CCFV : ☐ WATER	LP : SCC : CCFV : ☐ WATER	LP : SCC : CCFV : ☐ WATER	HF : S :
LP : SCC : CCFV : ☐ WATER	LP : SCC : CCFV : ☐ WATER	LP : SCC : CCFV : ☐ WATER	HF : S :
LP : SCC : CCFV : ☐ WATER	LP : SCC : CCFV : ☐ WATER	LP : SCC : CCFV : ☐ WATER	HF : S :
LP : SCC : CCFV : ☐ WATER	LP : SCC : CCFV : ☐ WATER	LP : SCC : CCFV : ☐ WATER	HF : S :
LP : SCC : CCFV : ☐ WATER	LP : SCC : CCFV : ☐ WATER	LP : SCC : CCFV : ☐ WATER	HF : S :
LP : SCC : CCFV : ☐ WATER	LP : SCC : CCFV : ☐ WATER	LP : SCC : CCFV : ☐ WATER	HF : S :

REMINDER: Healthy fats are important, but you don't need to eat them with every meal. Two or three servings each day is fine.

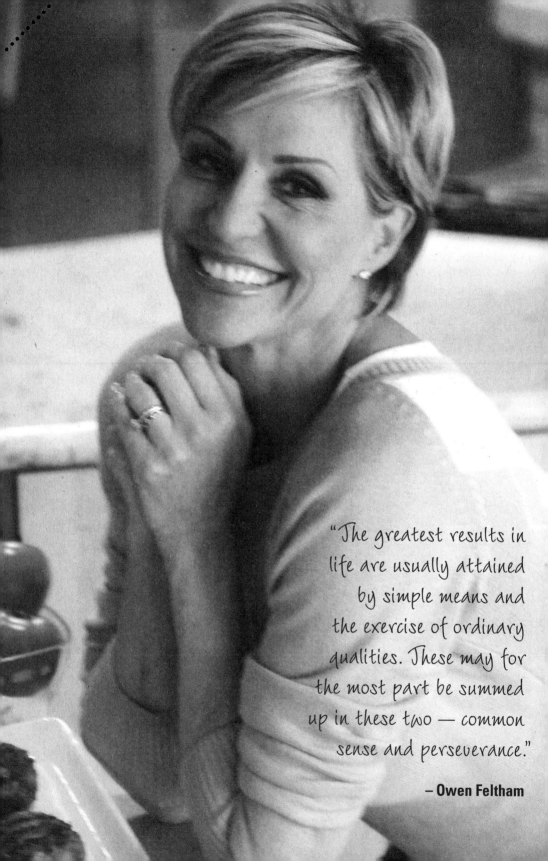

"The greatest results in life are usually attained by simple means and the exercise of ordinary qualities. These may for the most part be summed up in these two — common sense and perseverance."

— Owen Feltham

FOOD TIP

Pomegranates are an ancient fruit valued as much today as they were in the past for their dense nutritional value. The juice of these multi-seeded fruits is packed with antioxidants that help to reduce the oxidation of LDL cholesterol, help you maintain flexible arteries and lessen the chance of developing arthero-sclerosis, or thickening arteries.

WEEKLY GOAL

SHOPPING LIST

Lean Protein

☐ _____
☐ _____
☐ _____
☐ _____
☐ _____
☐ _____

Starchy Complex Carbs

☐ _____
☐ _____
☐ _____
☐ _____
☐ _____
☐ _____

Fruit & Vegetables

☐ _____
☐ _____
☐ _____
☐ _____
☐ _____
☐ _____

Healthy Fats

☐ _____
☐ _____
☐ _____

Supplements

☐ _____
☐ _____
☐ _____

WEEKLY FOOD TRACKER

DATE

	MORNING START	MIDMORNING BOOSTER	LUNCHTIME REFUEL
MON	LP : SCC : CCFV : ☐ WATER	LP : SCC : CCFV : ☐ WATER	LP : SCC : CCFV : ☐ WATER
TUES	LP : SCC : CCFV : ☐ WATER	LP : SCC : CCFV : ☐ WATER	LP : SCC : CCFV : ☐ WATER
WED	LP : SCC : CCFV : ☐ WATER	LP : SCC : CCFV : ☐ WATER	LP : SCC : CCFV : ☐ WATER
THUR	LP : SCC : CCFV : ☐ WATER	LP : SCC : CCFV : ☐ WATER	LP : SCC : CCFV : ☐ WATER
FRI	LP : SCC : CCFV : ☐ WATER	LP : SCC : CCFV : ☐ WATER	LP : SCC : CCFV : ☐ WATER
SAT	LP : SCC : CCFV : ☐ WATER	LP : SCC : CCFV : ☐ WATER	LP : SCC : CCFV : ☐ WATER
SUN	LP : SCC : CCFV : ☐ WATER	LP : SCC : CCFV : ☐ WATER	LP : SCC : CCFV : ☐ WATER

REMINDER: You need complex carbohydrates with every meal, but that doesn't always mean starches. Stick to 2-4 servings of starchy carbs each day.

LEGEND

LP = Lean Protein (meat, fish, tofu, etc.) **5-6 servings daily**
SCC = Starchy Complex Carbs (banana, rice, sweet potato, pasta, etc.) **2-4 servings daily**
CCFV = Complex Carbs from Fruit and Vegetables **5-6 servings daily**
HF = Healthy Fats (olive oil, avocado, flaxseed, nuts, etc.) **2-3 servings daily**
S = Supplements (vitamins, minerals, etc.)

MIDAFTER-NOON MUNCH	DINNER DELIGHT	BEFORE BED IF HUNGRY	HF/S FOR DAY
LP : SCC : CCFV : ☐ WATER	LP : SCC : CCFV : ☐ WATER	LP : SCC : CCFV : ☐ WATER	HF : S :
LP : SCC : CCFV : ☐ WATER	LP : SCC : CCFV : ☐ WATER	LP : SCC : CCFV : ☐ WATER	HF : S :
LP : SCC : CCFV : ☐ WATER	LP : SCC : CCFV : ☐ WATER	LP : SCC : CCFV : ☐ WATER	HF : S :
LP : SCC : CCFV : ☐ WATER	LP : SCC : CCFV : ☐ WATER	LP : SCC : CCFV : ☐ WATER	HF : S :
LP : SCC : CCFV : ☐ WATER	LP : SCC : CCFV : ☐ WATER	LP : SCC : CCFV : ☐ WATER	HF : S :
LP : SCC : CCFV : ☐ WATER	LP : SCC : CCFV : ☐ WATER	LP : SCC : CCFV : ☐ WATER	HF : S :
LP : SCC : CCFV : ☐ WATER	LP : SCC : CCFV : ☐ WATER	LP : SCC : CCFV : ☐ WATER	HF : S :

REMINDER: Healthy fats are important, but you don't need to eat them with every meal. Two or three servings each day is fine.

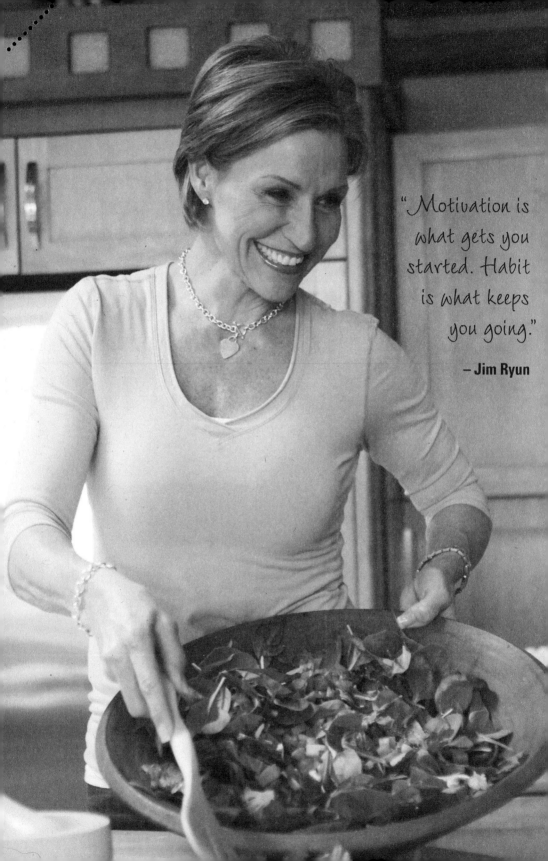

"Motivation is
what gets you
started. Habit
is what keeps
you going."

– Jim Ryun

FOOD TIP

Natural sea salt contains more than 80 trace minerals required by the body for optimum health. It is harvested from ancient dry salt beds where oceans once were. It usually looks slightly gray in color, is made up of large crystals and is often sticky. The flavor is subtle and is valued by chefs worldwide. This valuable food should replace commercial free-running table salt in your kitchen as the healthier option. It is even said that natural sea salt has a calming effect on the body and that a few granules placed on the tongue will promote a more restful sleep.

WEEKLY GOAL

_____
_____
_____
_____

SHOPPING LIST

Lean Protein

☐ _____
☐ _____
☐ _____
☐ _____
☐ _____
☐ _____

Starchy Complex Carbs

☐ _____
☐ _____
☐ _____
☐ _____
☐ _____
☐ _____

Fruit & Vegetables

☐ _____
☐ _____
☐ _____
☐ _____
☐ _____
☐ _____

Healthy Fats

☐ _____
☐ _____
☐ _____

Supplements

☐ _____
☐ _____
☐ _____

WEEKLY FOOD TRACKER

DATE

	MORNING START	MIDMORNING BOOSTER	LUNCHTIME REFUEL
MON	LP : SCC : CCFV : ☐ WATER	LP : SCC : CCFV : ☐ WATER	LP : SCC : CCFV : ☐ WATER
TUES	LP : SCC : CCFV : ☐ WATER	LP : SCC : CCFV : ☐ WATER	LP : SCC : CCFV : ☐ WATER
WED	LP : SCC : CCFV : ☐ WATER	LP : SCC : CCFV : ☐ WATER	LP : SCC : CCFV : ☐ WATER
THUR	LP : SCC : CCFV : ☐ WATER	LP : SCC : CCFV : ☐ WATER	LP : SCC : CCFV : ☐ WATER
FRI	LP : SCC : CCFV : ☐ WATER	LP : SCC : CCFV : ☐ WATER	LP : SCC : CCFV : ☐ WATER
SAT	LP : SCC : CCFV : ☐ WATER	LP : SCC : CCFV : ☐ WATER	LP : SCC : CCFV : ☐ WATER
SUN	LP : SCC : CCFV : ☐ WATER	LP : SCC : CCFV : ☐ WATER	LP : SCC : CCFV : ☐ WATER

REMINDER: You need complex carbohydrates with every meal, but that doesn't always mean starches. Stick to 2-4 servings of starchy carbs each day.

LP = Lean Protein (meat, fish, tofu, etc.) **5-6 servings daily**
SCC = Starchy Complex Carbs (banana, rice, sweet potato, pasta, etc.) **2-4 servings daily**
CCFV = Complex Carbs from Fruit and Vegetables **5-6 servings daily**
HF = Healthy Fats (olive oil, avocado, flaxseed, nuts, etc.) **2-3 servings daily**
S = Supplements (vitamins, minerals, etc.)

MIDAFTER-NOON MUNCH	DINNER DELIGHT	BEFORE BED IF HUNGRY	HF/S FOR DAY
LP : SCC : CCFV : ☐ WATER	LP : SCC : CCFV : ☐ WATER	LP : SCC : CCFV : ☐ WATER	HF : S :
LP : SCC : CCFV : ☐ WATER	LP : SCC : CCFV : ☐ WATER	LP : SCC : CCFV : ☐ WATER	HF : S :
LP : SCC : CCFV : ☐ WATER	LP : SCC : CCFV : ☐ WATER	LP : SCC : CCFV : ☐ WATER	HF : S :
LP : SCC : CCFV : ☐ WATER	LP : SCC : CCFV : ☐ WATER	LP : SCC : CCFV : ☐ WATER	HF : S :
LP : SCC : CCFV : ☐ WATER	LP : SCC : CCFV : ☐ WATER	LP : SCC : CCFV : ☐ WATER	HF : S :
LP : SCC : CCFV : ☐ WATER	LP : SCC : CCFV : ☐ WATER	LP : SCC : CCFV : ☐ WATER	HF : S :
LP : SCC : CCFV : ☐ WATER	LP : SCC : CCFV : ☐ WATER	LP : SCC : CCFV : ☐ WATER	HF : S :

REMINDER: Healthy fats are important, but you don't need to eat them with every meal. Two or three servings each day is fine.

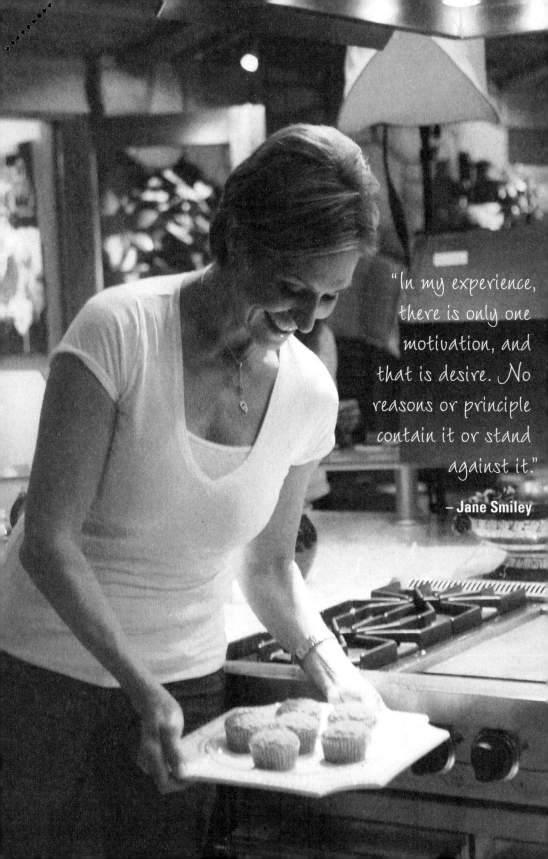

"In my experience, there is only one motivation, and that is desire. No reasons or principle contain it or stand against it."

— Jane Smiley

FOOD TIP

Feeling that you are getting sick? Want to strengthen your immune system? Brew yourself a cup of oat tea. Simmer two tablespoons of oat groats or flakes in four cups of water for 30 minutes. Drink the oat tea at room temperature throughout the day or according to your own thirst. Sweeten with a scant teaspoon of agave nectar or natural honey.

WEEKLY GOAL

_____
_____
_____
_____
_____
_____
_____
_____
_____

SHOPPING LIST

Lean Protein

☐ _____
☐ _____
☐ _____
☐ _____
☐ _____
☐ _____

Starchy Complex Carbs

☐ _____
☐ _____
☐ _____
☐ _____
☐ _____
☐ _____

Fruit & Vegetables

☐ _____
☐ _____
☐ _____
☐ _____
☐ _____
☐ _____

Healthy Fats

☐ _____
☐ _____
☐ _____

Supplements

☐ _____
☐ _____
☐ _____

WEEKLY FOOD TRACKER

	MORNING START	MIDMORNING BOOSTER	LUNCHTIME REFUEL
MON	LP : SCC : CCFV : ☐ WATER	LP : SCC : CCFV : ☐ WATER	LP : SCC : CCFV : ☐ WATER
TUES	LP : SCC : CCFV : ☐ WATER	LP : SCC : CCFV : ☐ WATER	LP : SCC : CCFV : ☐ WATER
WED	LP : SCC : CCFV : ☐ WATER	LP : SCC : CCFV : ☐ WATER	LP : SCC : CCFV : ☐ WATER
THUR	LP : SCC : CCFV : ☐ WATER	LP : SCC : CCFV : ☐ WATER	LP : SCC : CCFV : ☐ WATER
FRI	LP : SCC : CCFV : ☐ WATER	LP : SCC : CCFV : ☐ WATER	LP : SCC : CCFV : ☐ WATER
SAT	LP : SCC : CCFV : ☐ WATER	LP : SCC : CCFV : ☐ WATER	LP : SCC : CCFV : ☐ WATER
SUN	LP : SCC : CCFV : ☐ WATER	LP : SCC : CCFV : ☐ WATER	LP : SCC : CCFV : ☐ WATER

REMINDER: You need complex carbohydrates with every meal, but that doesn't always mean starches. Stick to 2-4 servings of starchy carbs each day.

LEGEND

LP = Lean Protein (meat, fish, tofu, etc.) **5-6 servings daily**
SCC = Starchy Complex Carbs (banana, rice, sweet potato, pasta, etc.) **2-4 servings daily**
CCFV = Complex Carbs from Fruit and Vegetables **5-6 servings daily**
HF = Healthy Fats (olive oil, avocado, flaxseed, nuts, etc.) **2-3 servings daily**
S = Supplements (vitamins, minerals, etc.)

MIDAFTER-NOON MUNCH	DINNER DELIGHT	BEFORE BED IF HUNGRY	HF/S FOR DAY
LP : SCC : CCFV : ☐ WATER	LP : SCC : CCFV : ☐ WATER	LP : SCC : CCFV : ☐ WATER	HF : S :
LP : SCC : CCFV : ☐ WATER	LP : SCC : CCFV : ☐ WATER	LP : SCC : CCFV : ☐ WATER	HF : S :
LP : SCC : CCFV : ☐ WATER	LP : SCC : CCFV : ☐ WATER	LP : SCC : CCFV : ☐ WATER	HF : S :
LP : SCC : CCFV : ☐ WATER	LP : SCC : CCFV : ☐ WATER	LP : SCC : CCFV : ☐ WATER	HF : S :
LP : SCC : CCFV : ☐ WATER	LP : SCC : CCFV : ☐ WATER	LP : SCC : CCFV : ☐ WATER	HF : S :
LP : SCC : CCFV : ☐ WATER	LP : SCC : CCFV : ☐ WATER	LP : SCC : CCFV : ☐ WATER	HF : S :
LP : SCC : CCFV : ☐ WATER	LP : SCC : CCFV : ☐ WATER	LP : SCC : CCFV : ☐ WATER	HF : S :

REMINDER: Healthy fats are important, but you don't need to eat them with every meal. Two or three servings each day is fine.

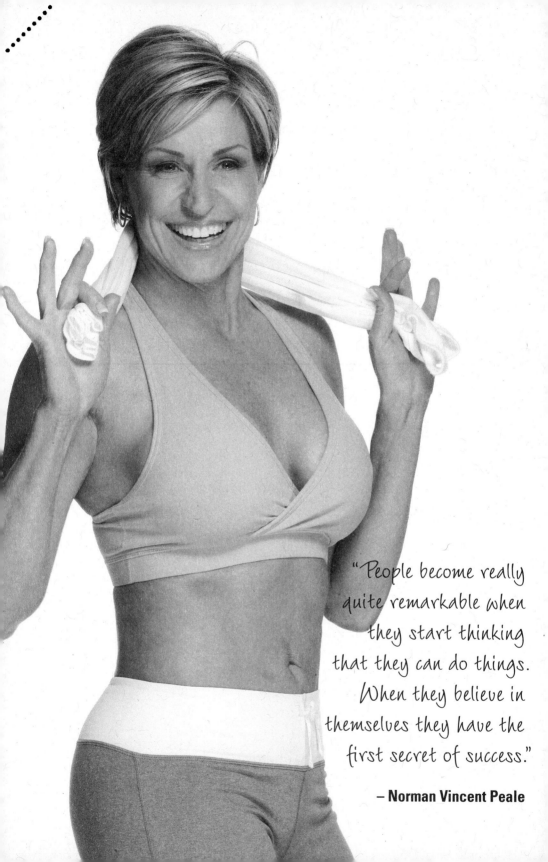

"People become really quite remarkable when they start thinking that they can do things. When they believe in themselves they have the first secret of success."

– Norman Vincent Peale

FOOD TIP

While most of us are mineral deficient, marine mammals eat a diet rich in minerals. And unlike us, these marine mammals, including whales, do not show noticeable signs of cellular aging. An adult whale has the same cellular structure as a whale calf. Adult humans, on the other hand, show dramatic cellular damage as a result of aging. Consuming adequate minerals found in such foods as seaweed and wheatgrass helps offset these changes.

WEEKLY GOAL

SHOPPING LIST

Lean Protein
- ☐
- ☐
- ☐
- ☐
- ☐
- ☐

Starchy Complex Carbs
- ☐
- ☐
- ☐
- ☐
- ☐
- ☐

Fruit & Vegetables
- ☐
- ☐
- ☐
- ☐
- ☐
- ☐

Healthy Fats
- ☐
- ☐
- ☐

Supplements
- ☐
- ☐
- ☐

MONTHLY REASSESSMENT

DATE

	CURRENT	CHANGE
Weight		
Body-fat percentage		

MEASUREMENTS	CURRENT	CHANGE
Chest		
Waist		
Hips		
Right Thigh		
Left Thigh		
Right Arm: – relaxed		
– flexed		
Left Arm: – relaxed		
– flexed		
Right Calf		
Left Calf		

MONTHLY GOAL

By this time next month...

MY ROUTINE

How will I change my workout routine to accomplish my goals?

NOTES

WEEKLY FOOD TRACKER

DATE

	MORNING START	MIDMORNING BOOSTER	LUNCHTIME REFUEL
MON	LP : SCC : CCFV : ☐ WATER	LP : SCC : CCFV : ☐ WATER	LP : SCC : CCFV : ☐ WATER
TUES	LP : SCC : CCFV : ☐ WATER	LP : SCC : CCFV : ☐ WATER	LP : SCC : CCFV : ☐ WATER
WED	LP : SCC : CCFV : ☐ WATER	LP : SCC : CCFV : ☐ WATER	LP : SCC : CCFV : ☐ WATER
THUR	LP : SCC : CCFV : ☐ WATER	LP : SCC : CCFV : ☐ WATER	LP : SCC : CCFV : ☐ WATER
FRI	LP : SCC : CCFV : ☐ WATER	LP : SCC : CCFV : ☐ WATER	LP : SCC : CCFV : ☐ WATER
SAT	LP : SCC : CCFV : ☐ WATER	LP : SCC : CCFV : ☐ WATER	LP : SCC : CCFV : ☐ WATER
SUN	LP : SCC : CCFV : ☐ WATER	LP : SCC : CCFV : ☐ WATER	LP : SCC : CCFV : ☐ WATER

REMINDER: You need complex carbohydrates with every meal, but that doesn't always mean starches. Stick to 2-4 servings of starchy carbs each day.

MIDAFTER-NOON MUNCH	DINNER DELIGHT	BEFORE BED IF HUNGRY	HF/S FOR DAY
LP : SCC : CCFV : ☐ WATER	LP : SCC : CCFV : ☐ WATER	LP : SCC : CCFV : ☐ WATER	HF : S :
LP : SCC : CCFV : ☐ WATER	LP : SCC : CCFV : ☐ WATER	LP : SCC : CCFV : ☐ WATER	HF : S :
LP : SCC : CCFV : ☐ WATER	LP : SCC : CCFV : ☐ WATER	LP : SCC : CCFV : ☐ WATER	HF : S :
LP : SCC : CCFV : ☐ WATER	LP : SCC : CCFV : ☐ WATER	LP : SCC : CCFV : ☐ WATER	HF : S :
LP : SCC : CCFV : ☐ WATER	LP : SCC : CCFV : ☐ WATER	LP : SCC : CCFV : ☐ WATER	HF : S :
LP : SCC : CCFV : ☐ WATER	LP : SCC : CCFV : ☐ WATER	LP : SCC : CCFV : ☐ WATER	HF : S :
LP : SCC : CCFV : ☐ WATER	LP : SCC : CCFV : ☐ WATER	LP : SCC : CCFV : ☐ WATER	HF : S :

REMINDER: Healthy fats are important, but you don't need to eat them with every meal. Two or three servings each day is fine.

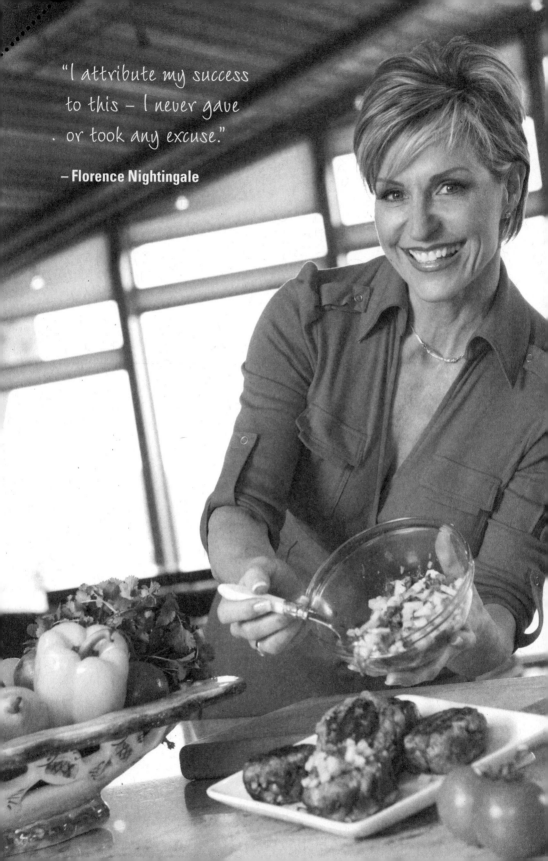

"I attribute my success to this – I never gave or took any excuse."

– Florence Nightingale

FOOD TIP

Eat grass! Many indigenous people and certainly animals know the value of adding chlorophyll-rich foods to their diet. Chlorophyll enhances numerous aspects of health, including removing toxins from the body, cleansing the digestive tract, reducing inflammation, rebuilding blood, generating new tissue, counteracting des-tructive effects of radiation, cleansing the liver and improving liver function, maintaining healthy pH in the body, stopping tooth and gum decay and stimulating the production of certain enzymes.

WEEKLY GOAL

SHOPPING LIST

Lean Protein
- ☐
- ☐
- ☐
- ☐
- ☐
- ☐

Starchy Complex Carbs
- ☐
- ☐
- ☐
- ☐
- ☐
- ☐

Fruit & Vegetables
- ☐
- ☐
- ☐
- ☐
- ☐
- ☐

Healthy Fats
- ☐
- ☐
- ☐

Supplements
- ☐
- ☐
- ☐

WEEKLY FOOD TRACKER

	MORNING START	MIDMORNING BOOSTER	LUNCHTIME REFUEL
MON	LP : SCC : CCFV : ☐ WATER	LP : SCC : CCFV : ☐ WATER	LP : SCC : CCFV : ☐ WATER
TUES	LP : SCC : CCFV : ☐ WATER	LP : SCC : CCFV : ☐ WATER	LP : SCC : CCFV : ☐ WATER
WED	LP : SCC : CCFV : ☐ WATER	LP : SCC : CCFV : ☐ WATER	LP : SCC : CCFV : ☐ WATER
THUR	LP : SCC : CCFV : ☐ WATER	LP : SCC : CCFV : ☐ WATER	LP : SCC : CCFV : ☐ WATER
FRI	LP : SCC : CCFV : ☐ WATER	LP : SCC : CCFV : ☐ WATER	LP : SCC : CCFV : ☐ WATER
SAT	LP : SCC : CCFV : ☐ WATER	LP : SCC : CCFV : ☐ WATER	LP : SCC : CCFV : ☐ WATER
SUN	LP : SCC : CCFV : ☐ WATER	LP : SCC : CCFV : ☐ WATER	LP : SCC : CCFV : ☐ WATER

REMINDER: You need complex carbohydrates with every meal, but that doesn't always mean starches. Stick to 2-4 servings of starchy carbs each day.

LEGEND

LP = Lean Protein (meat, fish, tofu, etc.) **5-6 servings daily**
SCC = Starchy Complex Carbs (banana, rice, sweet potato, pasta, etc.) **2-4 servings daily**
CCFV = Complex Carbs from Fruit and Vegetables **5-6 servings daily**
HF = Healthy Fats (olive oil, avocado, flaxseed, nuts, etc.) **2-3 servings daily**
S = Supplements (vitamins, minerals, etc.)

MIDAFTER-NOON MUNCH	DINNER DELIGHT	BEFORE BED IF HUNGRY	HF/S FOR DAY
LP : SCC : CCFV : ☐ WATER	LP : SCC : CCFV : ☐ WATER	LP : SCC : CCFV : ☐ WATER	HF : S :
LP : SCC : CCFV : ☐ WATER	LP : SCC : CCFV : ☐ WATER	LP : SCC : CCFV : ☐ WATER	HF : S :
LP : SCC : CCFV : ☐ WATER	LP : SCC : CCFV : ☐ WATER	LP : SCC : CCFV : ☐ WATER	HF : S :
LP : SCC : CCFV : ☐ WATER	LP : SCC : CCFV : ☐ WATER	LP : SCC : CCFV : ☐ WATER	HF : S :
LP : SCC : CCFV : ☐ WATER	LP : SCC : CCFV : ☐ WATER	LP : SCC : CCFV : ☐ WATER	HF : S :
LP : SCC : CCFV : ☐ WATER	LP : SCC : CCFV : ☐ WATER	LP : SCC : CCFV : ☐ WATER	HF : S :
LP : SCC : CCFV : ☐ WATER	LP : SCC : CCFV : ☐ WATER	LP : SCC : CCFV : ☐ WATER	HF : S :

REMINDER: Healthy fats are important, but you don't need to eat them with every meal. Two or three servings each day is fine.

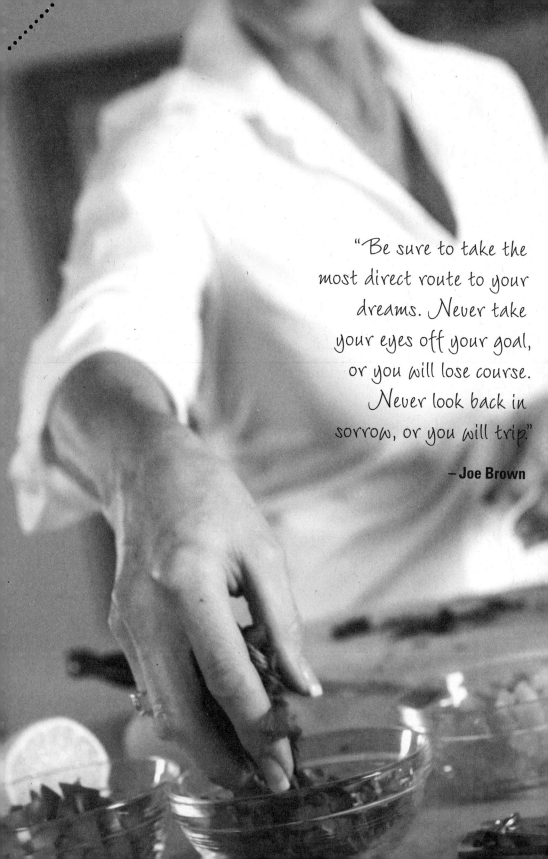

"Be sure to take the most direct route to your dreams. Never take your eyes off your goal, or you will lose course. Never look back in sorrow, or you will trip."

– Joe Brown

FOOD TIP

Start every day with at least two 8-ounce glasses (250 ml) of water. Adding a squirt of lemon or lime juice helps cleanse the liver. The bitterness of citrus fruits like these also helps to break down any toxins stored in the gall bladder.

WEEKLY GOAL

SHOPPING LIST

Lean Protein
- ☐ _____
- ☐ _____
- ☐ _____
- ☐ _____
- ☐ _____
- ☐ _____

Starchy Complex Carbs
- ☐ _____
- ☐ _____
- ☐ _____
- ☐ _____
- ☐ _____
- ☐ _____

Fruit & Vegetables
- ☐ _____
- ☐ _____
- ☐ _____
- ☐ _____
- ☐ _____
- ☐ _____

Healthy Fats
- ☐ _____
- ☐ _____
- ☐ _____

Supplements
- ☐ _____
- ☐ _____
- ☐ _____

WEEKLY FOOD TRACKER

DATE

	MORNING START	MIDMORNING BOOSTER	LUNCHTIME REFUEL
MON	LP : SCC : CCFV : ☐ WATER	LP : SCC : CCFV : ☐ WATER	LP : SCC : CCFV : ☐ WATER
TUES	LP : SCC : CCFV : ☐ WATER	LP : SCC : CCFV : ☐ WATER	LP : SCC : CCFV : ☐ WATER
WED	LP : SCC : CCFV : ☐ WATER	LP : SCC : CCFV : ☐ WATER	LP : SCC : CCFV : ☐ WATER
THUR	LP : SCC : CCFV : ☐ WATER	LP : SCC : CCFV : ☐ WATER	LP : SCC : CCFV : ☐ WATER
FRI	LP : SCC : CCFV : ☐ WATER	LP : SCC : CCFV : ☐ WATER	LP : SCC : CCFV : ☐ WATER
SAT	LP : SCC : CCFV : ☐ WATER	LP : SCC : CCFV : ☐ WATER	LP : SCC : CCFV : ☐ WATER
SUN	LP : SCC : CCFV : ☐ WATER	LP : SCC : CCFV : ☐ WATER	LP : SCC : CCFV : ☐ WATER

REMINDER: You need complex carbohydrates with every meal, but that doesn't always mean starches. Stick to 2-4 servings of starchy carbs each day.

MIDAFTER-NOON MUNCH	DINNER DELIGHT	BEFORE BED IF HUNGRY	HF/S FOR DAY
LP : SCC : CCFV : ☐ WATER	LP : SCC : CCFV : ☐ WATER	LP : SCC : CCFV : ☐ WATER	HF : S :
LP : SCC : CCFV : ☐ WATER	LP : SCC : CCFV : ☐ WATER	LP : SCC : CCFV : ☐ WATER	HF : S :
LP : SCC : CCFV : ☐ WATER	LP : SCC : CCFV : ☐ WATER	LP : SCC : CCFV : ☐ WATER	HF : S :
LP : SCC : CCFV : ☐ WATER	LP : SCC : CCFV : ☐ WATER	LP : SCC : CCFV : ☐ WATER	HF : S :
LP : SCC : CCFV : ☐ WATER	LP : SCC : CCFV : ☐ WATER	LP : SCC : CCFV : ☐ WATER	HF : S :
LP : SCC : CCFV : ☐ WATER	LP : SCC : CCFV : ☐ WATER	LP : SCC : CCFV : ☐ WATER	HF : S :
LP : SCC : CCFV : ☐ WATER	LP : SCC : CCFV : ☐ WATER	LP : SCC : CCFV : ☐ WATER	HF : S :

REMINDER: Healthy fats are important, but you don't need to eat them with every meal. Two or three servings each day is fine.

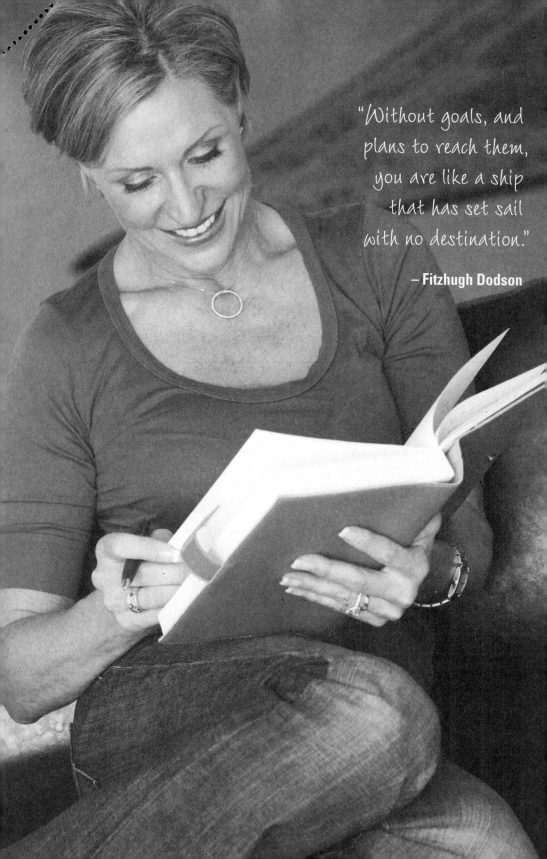

"Without goals, and plans to reach them, you are like a ship that has set sail with no destination."

– Fitzhugh Dodson

FOOD TIP

Overeating is destructive to your optimal health. Learn to recognize the signs of hunger and satiation. Stop eating when you are comfortably satisfied — not overfull and uncomfortable. Eating till overfull contributes not only to weight gain, but also to accelerated aging.

WEEKLY GOAL

SHOPPING LIST

Lean Protein
- ☐
- ☐
- ☐
- ☐
- ☐
- ☐

Starchy Complex Carbs
- ☐
- ☐
- ☐
- ☐
- ☐
- ☐

Fruit & Vegetables
- ☐
- ☐
- ☐
- ☐
- ☐
- ☐

Healthy Fats
- ☐
- ☐
- ☐

Supplements
- ☐
- ☐
- ☐

WEEKLY FOOD TRACKER

DATE

	MORNING START	MIDMORNING BOOSTER	LUNCHTIME REFUEL
MON	LP : SCC : CCFV : ☐ WATER	LP : SCC : CCFV : ☐ WATER	LP : SCC : CCFV : ☐ WATER
TUES	LP : SCC : CCFV : ☐ WATER	LP : SCC : CCFV : ☐ WATER	LP : SCC : CCFV : ☐ WATER
WED	LP : SCC : CCFV : ☐ WATER	LP : SCC : CCFV : ☐ WATER	LP : SCC : CCFV : ☐ WATER
THUR	LP : SCC : CCFV : ☐ WATER	LP : SCC : CCFV : ☐ WATER	LP : SCC : CCFV : ☐ WATER
FRI	LP : SCC : CCFV : ☐ WATER	LP : SCC : CCFV : ☐ WATER	LP : SCC : CCFV : ☐ WATER
SAT	LP : SCC : CCFV : ☐ WATER	LP : SCC : CCFV : ☐ WATER	LP : SCC : CCFV : ☐ WATER
SUN	LP : SCC : CCFV : ☐ WATER	LP : SCC : CCFV : ☐ WATER	LP : SCC : CCFV : ☐ WATER

REMINDER: You need complex carbohydrates with every meal, but that doesn't always mean starches. Stick to 2-4 servings of starchy carbs each day.

LEGEND

LP = Lean Protein (meat, fish, tofu, etc.) **5-6 servings daily**
SCC = Starchy Complex Carbs (banana, rice, sweet potato, pasta, etc.) **2-4 servings daily**
CCFV = Complex Carbs from Fruit and Vegetables **5-6 servings daily**
HF = Healthy Fats (olive oil, avocado, flaxseed, nuts, etc.) **2-3 servings daily**
S = Supplements (vitamins, minerals, etc.)

MIDAFTER-NOON MUNCH	DINNER DELIGHT	BEFORE BED IF HUNGRY	HF/S FOR DAY
LP : SCC : CCFV : ☐ WATER	LP : SCC : CCFV : ☐ WATER	LP : SCC : CCFV : ☐ WATER	HF : S :
LP : SCC : CCFV : ☐ WATER	LP : SCC : CCFV : ☐ WATER	LP : SCC : CCFV : ☐ WATER	HF : S :
LP : SCC : CCFV : ☐ WATER	LP : SCC : CCFV : ☐ WATER	LP : SCC : CCFV : ☐ WATER	HF : S :
LP : SCC : CCFV : ☐ WATER	LP : SCC : CCFV : ☐ WATER	LP : SCC : CCFV : ☐ WATER	HF : S :
LP : SCC : CCFV : ☐ WATER	LP : SCC : CCFV : ☐ WATER	LP : SCC : CCFV : ☐ WATER	HF : S :
LP : SCC : CCFV : ☐ WATER	LP : SCC : CCFV : ☐ WATER	LP : SCC : CCFV : ☐ WATER	HF : S :
LP : SCC : CCFV : ☐ WATER	LP : SCC : CCFV : ☐ WATER	LP : SCC : CCFV : ☐ WATER	HF : S :

REMINDER: Healthy fats are important, but you don't need to eat them with every meal. Two or three servings each day is fine.

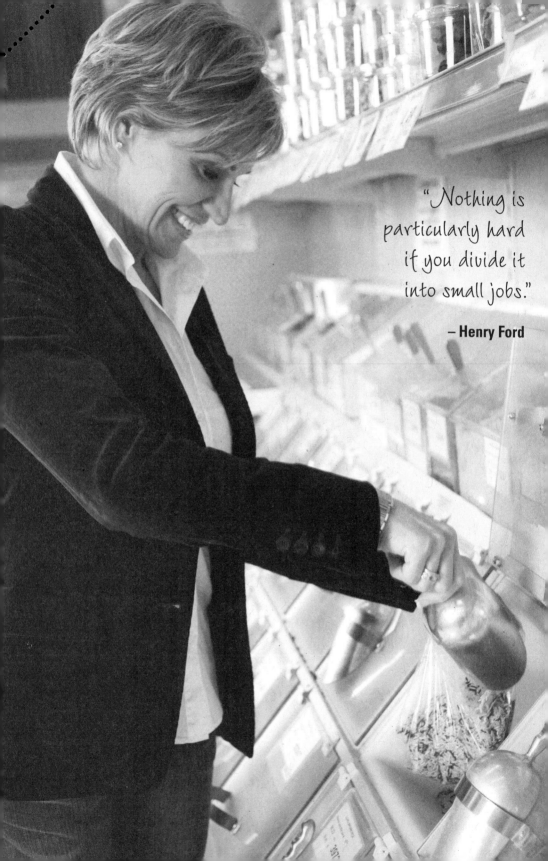

"Nothing is particularly hard if you divide it into small jobs."

— **Henry Ford**

FOOD TIP

Adding spices to your cooking not only increases flavor, but also enhances digestion. Who knew?

WEEKLY GOAL

SHOPPING LIST

Lean Protein
- [ ]
- [ ]
- [ ]
- [ ]
- [ ]
- [ ]

Starchy Complex Carbs
- [ ]
- [ ]
- [ ]
- [ ]
- [ ]
- [ ]

Fruit & Vegetables
- [ ]
- [ ]
- [ ]
- [ ]
- [ ]
- [ ]

Healthy Fats
- [ ]
- [ ]
- [ ]

Supplements
- [ ]
- [ ]
- [ ]

MONTHLY REASSESSMENT

	CURRENT	CHANGE
Weight		
Body-fat percentage		

MEASUREMENTS	CURRENT	CHANGE
Chest		
Waist		
Hips		
Right Thigh		
Left Thigh		
Right Arm: – relaxed		
– flexed		
Left Arm: – relaxed		
– flexed		
Right Calf		
Left Calf		

MONTHLY GOAL

By this time next month...

MY ROUTINE

How will I change my workout routine to accomplish my goals?

NOTES

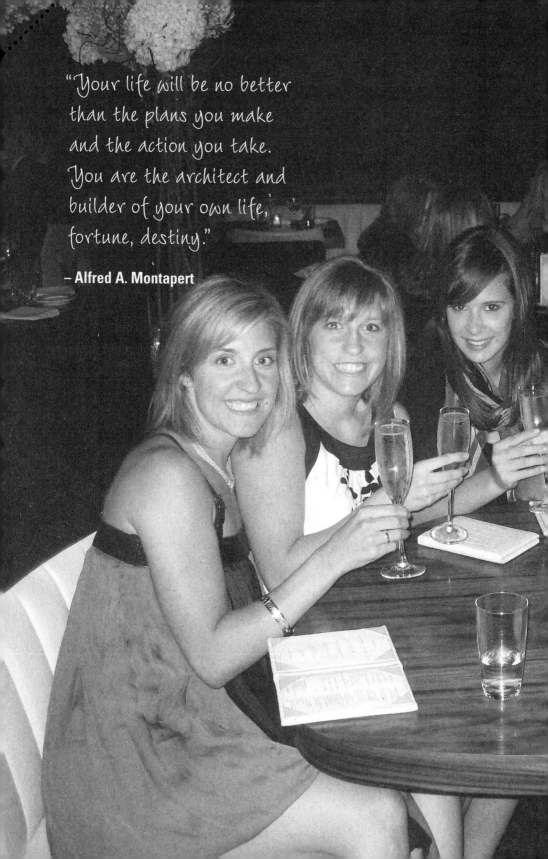

"Your life will be no better
than the plans you make
and the action you take.
You are the architect and
builder of your own life,
fortune, destiny."

– Alfred A. Montapert

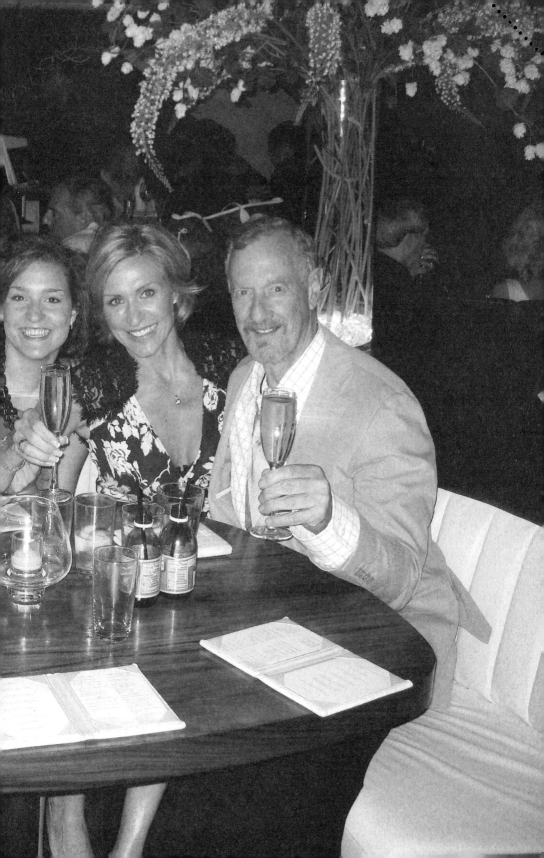

WEEKLY FOOD TRACKER

	MORNING START	MIDMORNING BOOSTER	LUNCHTIME REFUEL
MON	LP : SCC : CCFV : ☐ WATER	LP : SCC : CCFV : ☐ WATER	LP : SCC : CCFV : ☐ WATER
TUES	LP : SCC : CCFV : ☐ WATER	LP : SCC : CCFV : ☐ WATER	LP : SCC : CCFV : ☐ WATER
WED	LP : SCC : CCFV : ☐ WATER	LP : SCC : CCFV : ☐ WATER	LP : SCC : CCFV : ☐ WATER
THUR	LP : SCC : CCFV : ☐ WATER	LP : SCC : CCFV : ☐ WATER	LP : SCC : CCFV : ☐ WATER
FRI	LP : SCC : CCFV : ☐ WATER	LP : SCC : CCFV : ☐ WATER	LP : SCC : CCFV : ☐ WATER
SAT	LP : SCC : CCFV : ☐ TRATER	LP : SCC : CCFV : ☐ WATER	LP : SCC : CCFV : ☐ WATER
SUN	LP : SCC : CCFV : ☐ WATER	LP : SCC : CCFV : ☐ WATER	LP : SCC : CCFV : ☐ WATER

REMINDER: You need complex carbohydrates with every meal, but that doesn't always mean starches. Stick to 2-4 servings of starchy carbs each day.

LEGEND

LP = Lean Protein (meat, fish, tofu, etc.) **5-6 servings daily**
SCC = Starchy Complex Carbs (banana, rice, sweet potato, pasta, etc.) **2-4 servings daily**
CCFV = Complex Carbs from Fruit and Vegetables **5-6 servings daily**
HF = Healthy Fats (olive oil, avocado, flaxseed, nuts, etc.) **2-3 servings daily**
S = Supplements (vitamins, minerals, etc.)

MIDAFTER-NOON MUNCH	DINNER DELIGHT	BEFORE BED IF HUNGRY	HF/S FOR DAY
LP : SCC : CCFV : ☐ WATER	LP : SCC : CCFV : ☐ WATER	LP : SCC : CCFV : ☐ WATER	HF : S :
LP : SCC : CCFV : ☐ WATER	LP : SCC : CCFV : ☐ WATER	LP : SCC : CCFV : ☐ WATER	HF : S :
LP : SCC : CCFV : ☐ WATER	LP : SCC : CCFV : ☐ WATER	LP : SCC : CCFV : ☐ WATER	HF : S :
LP : SCC : CCFV : ☐ WATER	LP : SCC : CCFV : ☐ WATER	LP : SCC : CCFV : ☐ WATER	HF : S :
LP : SCC : CCFV : ☐ WATER	LP : SCC : CCFV : ☐ WATER	LP : SCC : CCFV : ☐ WATER	HF : S :
LP : SCC : CCFV : ☐ WATER	LP : SCC : CCFV : ☐ WATER	LP : SCC : CCFV : ☐ WATER	HF : S :
LP : SCC : CCFV : ☐ WATER	LP : SCC : CCFV : ☐ WATER	LP : SCC : CCFV : ☐ WATER	HF : S :

REMINDER: Healthy fats are important, but you don't need to eat them with every meal. Two or three servings each day is fine.

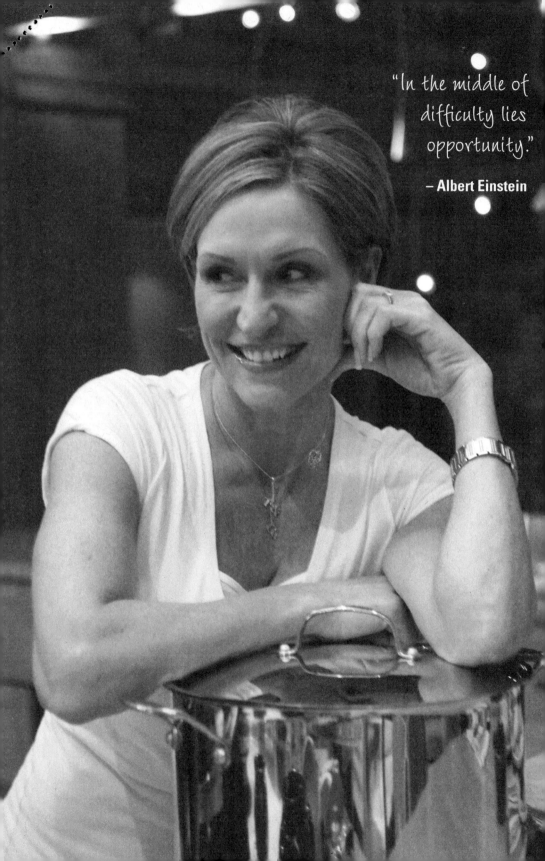

"In the middle of difficulty lies opportunity."

– Albert Einstein

FOOD TIP

A cast-iron frying pan can be a lifesaver in the kitchen, especially when whipping up a stir-fry or sautéing foods. But remember, they should never be washed. Simply rinse with hot water, wipe dry with a paper towel and call it "seasoned." This way food won't stick and can be prepared in the Eat-Clean style.

WEEKLY GOAL

SHOPPING LIST

Lean Protein
- [ ]
- [ ]
- [ ]
- [ ]
- [ ]
- [ ]

Starchy Complex Carbs
- [ ]
- [ ]
- [ ]
- [ ]
- [ ]
- [ ]

Fruit & Vegetables
- [ ]
- [ ]
- [ ]
- [ ]
- [ ]
- [ ]

Healthy Fats
- [ ]
- [ ]
- [ ]

Supplements
- [ ]
- [ ]
- [ ]

WEEKLY FOOD TRACKER

DATE

	MORNING START	MIDMORNING BOOSTER	LUNCHTIME REFUEL
MON	LP : SCC : CCFV : ☐ WATER	LP : SCC : CCFV : ☐ WATER	LP : SCC : CCFV : ☐ WATER
TUES	LP : SCC : CCFV : ☐ WATER	LP : SCC : CCFV : ☐ WATER	LP : SCC : CCFV : ☐ WATER
WED	LP : SCC : CCFV : ☐ WATER	LP : SCC : CCFV : ☐ WATER	LP : SCC : CCFV : ☐ WATER
THUR	LP : SCC : CCFV : ☐ WATER	LP : SCC : CCFV : ☐ WATER	LP : SCC : CCFV : ☐ WATER
FRI	LP : SCC : CCFV : ☐ WATER	LP : SCC : CCFV : ☐ WATER	LP : SCC : CCFV : ☐ WATER
SAT	LP : SCC : CCFV : ☐ WATER	LP : SCC : CCFV : ☐ WATER	LP : SCC : CCFV : ☐ WATER
SUN	LP : SCC : CCFV : ☐ WATER	LP : SCC : CCFV : ☐ WATER	LP : SCC : CCFV : ☐ WATER

REMINDER: You need complex carbohydrates with every meal, but that doesn't always mean starches. Stick to 2-4 servings of starchy carbs each day.

MIDAFTER-NOON MUNCH	DINNER DELIGHT	BEFORE BED IF HUNGRY	HF/S FOR DAY
LP : SCC : CCFV : ☐ WATER	LP : SCC : CCFV : ☐ WATER	LP : SCC : CCFV : ☐ WATER	HF : S :
LP : SCC : CCFV : ☐ WATER	LP : SCC : CCFV : ☐ WATER	LP : SCC : CCFV : ☐ WATER	HF : S :
LP : SCC : CCFV : ☐ WATER	LP : SCC : CCFV : ☐ WATER	LP : SCC : CCFV : ☐ WATER	HF : S :
LP : SCC : CCFV : ☐ WATER	LP : SCC : CCFV : ☐ WATER	LP : SCC : CCFV : ☐ WATER	HF : S :
LP : SCC : CCFV : ☐ WATER	LP : SCC : CCFV : ☐ WATER	LP : SCC : CCFV : ☐ WATER	HF : S :
LP : SCC : CCFV : ☐ WATER	LP : SCC : CCFV : ☐ WATER	LP : SCC : CCFV : ☐ WATER	HF : S :
LP : SCC : CCFV : ☐ WATER	LP : SCC : CCFV : ☐ WATER	LP : SCC : CCFV : ☐ WATER	HF : S :

REMINDER: Healthy fats are important, but you don't need to eat them with every meal. Two or three servings each day is fine.

"For every mountain there is a miracle."

– Robert H. Schuller

FOOD TIP

Pesticides live in the skins of many fruits and vegetables. Rinse all produce in a sink full of cold, fresh water to which one teaspoon of bleach has been added. Let sit for 10 minutes. Rinse and wipe dry.

WEEKLY GOAL

_____
_____
_____
_____
_____
_____
_____
_____
_____
_____
_____
_____

SHOPPING LIST

Lean Protein

☐ _____
☐ _____
☐ _____
☐ _____
☐ _____
☐ _____

Starchy Complex Carbs

☐ _____
☐ _____
☐ _____
☐ _____
☐ _____
☐ _____

Fruit & Vegetables

☐ _____
☐ _____
☐ _____
☐ _____
☐ _____
☐ _____

Healthy Fats

☐ _____
☐ _____
☐ _____

Supplements

☐ _____
☐ _____
☐ _____

WEEKLY FOOD TRACKER

	MORNING START	MIDMORNING BOOSTER	LUNCHTIME REFUEL
MON	LP : SCC : CCFV : ☐ WATER	LP : SCC : CCFV : ☐ WATER	LP : SCC : CCFV : ☐ WATER
TUES	LP : SCC : CCFV : ☐ WATER	LP : SCC : CCFV : ☐ WATER	LP : SCC : CCFV : ☐ WATER
WED	LP : SCC : CCFV : ☐ WATER	LP : SCC : CCFV : ☐ WATER	LP : SCC : CCFV : ☐ WATER
THUR	LP : SCC : CCFV : ☐ WATER	LP : SCC : CCFV : ☐ WATER	LP : SCC : CCFV : ☐ WATER
FRI	LP : SCC : CCFV : ☐ WATER	LP : SCC : CCFV : ☐ WATER	LP : SCC : CCFV : ☐ WATER
SAT	LP : SCC : CCFV : ☐ WATER	LP : SCC : CCFV : ☐ WATER	LP : SCC : CCFV : ☐ WATER
SUN	LP : SCC : CCFV : ☐ WATER	LP : SCC : CCFV : ☐ WATER	LP : SCC : CCFV : ☐ WATER

REMINDER: You need complex carbohydrates with every meal, but that doesn't always mean starches. Stick to 2-4 servings of starchy carbs each day.

MIDAFTER-NOON MUNCH	DINNER DELIGHT	BEFORE BED IF HUNGRY	HF/S FOR DAY
LP : SCC : CCFV : ☐ WATER	LP : SCC : CCFV : ☐ WATER	LP : SCC : CCFV : ☐ WATER	HF : S :
LP : SCC : CCFV : ☐ WATER	LP : SCC : CCFV : ☐ WATER	LP : SCC : CCFV : ☐ WATER	HF : S :
LP : SCC : CCFV : ☐ WATER	LP : SCC : CCFV : ☐ WATER	LP : SCC : CCFV : ☐ WATER	HF : S :
LP : SCC : CCFV : ☐ WATER	LP : SCC : CCFV : ☐ WATER	LP : SCC : CCFV : ☐ WATER	HF : S :
LP : SCC : CCFV : ☐ WATER	LP : SCC : CCFV : ☐ WATER	LP : SCC : CCFV : ☐ WATER	HF : S :
LP : SCC : CCFV : ☐ WATER	LP : SCC : CCFV : ☐ WATER	LP : SCC : CCFV : ☐ WATER	HF : S :
LP : SCC : CCFV : ☐ WATER	LP : SCC : CCFV : ☐ WATER	LP : SCC : CCFV : ☐ WATER	HF : S :

REMINDER: Healthy fats are important, but you don't need to eat them with every meal. Two or three servings each day is fine.

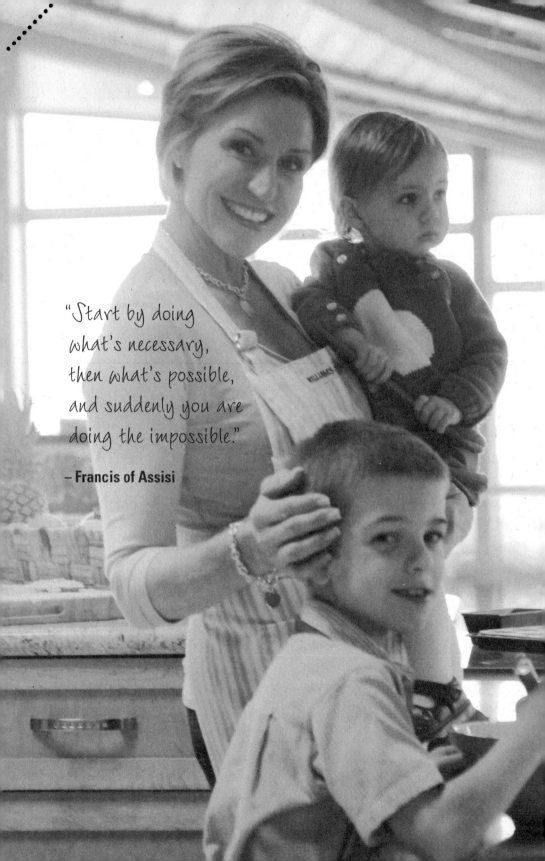

"Start by doing
what's necessary,
then what's possible,
and suddenly you are
doing the impossible."

– Francis of Assisi

FOOD TIP

Even tomatoes purchased in the dead of winter benefit from further ripening on a sunny windowsill. Never store tomatoes in the refrigerator. I like to fill a pretty bowl with fresh tomatoes and let them do their thing on the counter.

WEEKLY GOAL

SHOPPING LIST

Lean Protein
- ☐ _____
- ☐ _____
- ☐ _____
- ☐ _____
- ☐ _____
- ☐ _____

Starchy Complex Carbs
- ☐ _____
- ☐ _____
- ☐ _____
- ☐ _____
- ☐ _____
- ☐ _____

Fruit & Vegetables
- ☐ _____
- ☐ _____
- ☐ _____
- ☐ _____
- ☐ _____
- ☐ _____

Healthy Fats
- ☐ _____
- ☐ _____
- ☐ _____

Supplements
- ☐ _____
- ☐ _____
- ☐ _____

WEEKLY FOOD TRACKER

DATE

	MORNING START	MIDMORNING BOOSTER	LUNCHTIME REFUEL
MON	LP : SCC : CCFV : ☐ WATER	LP : SCC : CCFV : ☐ WATER	LP : SCC : CCFV : ☐ WATER
TUES	LP : SCC : CCFV : ☐ WATER	LP : SCC : CCFV : ☐ WATER	LP : SCC : CCFV : ☐ WATER
WED	LP : SCC : CCFV : ☐ WATER	LP : SCC : CCFV : ☐ WATER	LP : SCC : CCFV : ☐ WATER
THUR	LP : SCC : CCFV : ☐ WATER	LP : SCC : CCFV : ☐ WATER	LP : SCC : CCFV : ☐ WATER
FRI	LP : SCC : CCFV : ☐ WATER	LP : SCC : CCFV : ☐ WATER	LP : SCC : CCFV : ☐ WATER
SAT	LP : SCC : CCFV : ☐ WATER	LP : SCC : CCFV : ☐ WATER	LP : SCC : CCFV : ☐ WATER
SUN	LP : SCC : CCFV : ☐ WATER	LP : SCC : CCFV : ☐ WATER	LP : SCC : CCFV : ☐ WATER

REMINDER: You need complex carbohydrates with every meal, but that doesn't always mean starches. Stick to 2-4 servings of starchy carbs each day.

LEGEND

LP = Lean Protein (meat, fish, tofu, etc.) **5-6 servings daily**
SCC = Starchy Complex Carbs (banana, rice, sweet potato, pasta, etc.) **2-4 servings daily**
CCFV = Complex Carbs from Fruit and Vegetables **5-6 servings daily**
HF = Healthy Fats (olive oil, avocado, flaxseed, nuts, etc.) **2-3 servings daily**
S = Supplements (vitamins, minerals, etc.)

MIDAFTER- NOON MUNCH	DINNER DELIGHT	BEFORE BED IF HUNGRY	HF/S FOR DAY
LP : SCC : CCFV : ☐ WATER	LP : SCC : CCFV : ☐ WATER	LP : SCC : CCFV : ☐ WATER	HF : S :
LP : SCC : CCFV : ☐ WATER	LP : SCC : CCFV : ☐ WATER	LP : SCC : CCFV : ☐ WATER	HF : S :
LP : SCC : CCFV : ☐ WATER	LP : SCC : CCFV : ☐ WATER	LP : SCC : CCFV : ☐ WATER	HF : S :
LP : SCC : CCFV : ☐ WATER	LP : SCC : CCFV : ☐ WATER	LP : SCC : CCFV : ☐ WATER	HF : S :
LP : SCC : CCFV : ☐ WATER	LP : SCC : CCFV : ☐ WATER	LP : SCC : CCFV : ☐ WATER	HF : S :
LP : SCC : CCFV : ☐ WATER	LP : SCC : CCFV : ☐ WATER	LP : SCC : CCFV : ☐ WATER	HF : S :
LP : SCC : CCFV : ☐ WATER	LP : SCC : CCFV : ☐ WATER	LP : SCC : CCFV : ☐ WATER	HF : S :

REMINDER: Healthy fats are important, but you don't need to eat them with every meal. Two or three servings each day is fine.

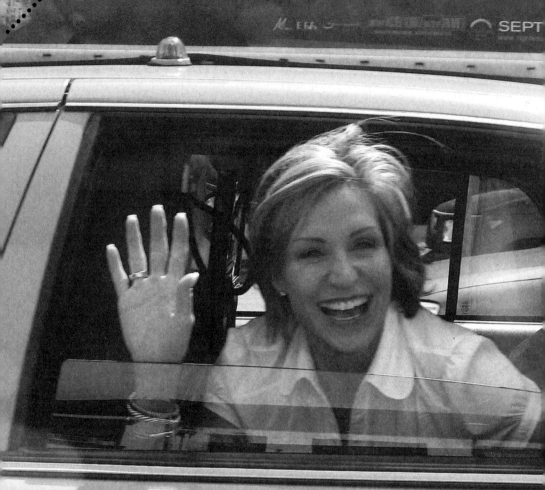

"Do it now. You become
successful the moment you
start moving toward
a worthwhile goal."

– Unknown

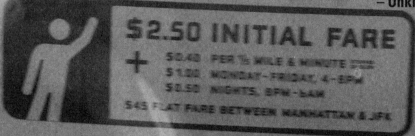

$2.50 INITIAL FARE
+ $0.40 PER ⅕ MILE & MINUTE
$1.00 MONDAY–FRIDAY, 4–8PM
$0.50 NIGHTS, 8PM–6AM
$45 FLAT FARE BETWEEN MANHATTAN & JFK

FOOD TIP

Fresh garlic burns easily.
It is always best to add
fresh garlic to a dish after
the sautéing or frying has
been done.

WEEKLY GOAL

SHOPPING LIST

Lean Protein

☐ _____
☐ _____
☐ _____
☐ _____
☐ _____
☐ _____

Starchy Complex Carbs

☐ _____
☐ _____
☐ _____
☐ _____
☐ _____
☐ _____

Fruit & Vegetables

☐ _____
☐ _____
☐ _____
☐ _____
☐ _____
☐ _____

Healthy Fats

☐ _____
☐ _____
☐ _____

Supplements

☐ _____
☐ _____
☐ _____

MONTHLY REASSESSMENT

	CURRENT	CHANGE
Weight		
Body-fat percentage		

MEASUREMENTS	CURRENT	CHANGE
Chest		
Waist		
Hips		
Right Thigh		
Left Thigh		
Right Arm: – relaxed		
– flexed		
Left Arm: – relaxed		
– flexed		
Right Calf		
Left Calf		

MONTHLY GOAL

By this time next month...

MY ROUTINE

How will I change my workout routine to accomplish my goals?

NOTES

WEEKLY FOOD TRACKER

	MORNING START	MIDMORNING BOOSTER	LUNCHTIME REFUEL
MON	LP : SCC : CCFV : ☐ WATER	LP : SCC : CCFV : ☐ WATER	LP : SCC : CCFV : ☐ WATER
TUES	LP : SCC : CCFV : ☐ WATER	LP : SCC : CCFV : ☐ WATER	LP : SCC : CCFV : ☐ WATER
WED	LP : SCC : CCFV : ☐ WATER	LP : SCC : CCFV : ☐ WATER	LP : SCC : CCFV : ☐ WATER
THUR	LP : SCC : CCFV : ☐ WATER	LP : SCC : CCFV : ☐ WATER	LP : SCC : CCFV : ☐ WATER
FRI	LP : SCC : CCFV : ☐ WATER	LP : SCC : CCFV : ☐ WATER	LP : SCC : CCFV : ☐ WATER
SAT	LP : SCC : CCFV : ☐ WATER	LP : SCC : CCFV : ☐ WATER	LP : SCC : CCFV : ☐ WATER
SUN	LP : SCC : CCFV : ☐ WATER	LP : SCC : CCFV : ☐ WATER	LP : SCC : CCFV : ☐ WATER

REMINDER: You need complex carbohydrates with every meal, but that doesn't always mean starches. Stick to 2-4 servings of starchy carbs each day.

LP = Lean Protein (meat, fish, tofu, etc.) **5-6 servings daily**
SCC = Starchy Complex Carbs (banana, rice, sweet potato, pasta, etc.) **2-4 servings daily**
CCFV = Complex Carbs from Fruit and Vegetables **5-6 servings daily**
HF = Healthy Fats (olive oil, avocado, flaxseed, nuts, etc.) **2-3 servings daily**
S = Supplements (vitamins, minerals, etc.)

MIDAFTER-NOON MUNCH	DINNER DELIGHT	BEFORE BED IF HUNGRY	HF/S FOR DAY
LP : SCC : CCFV : ☐ WATER	LP : SCC : CCFV : ☐ WATER	LP : SCC : CCFV : ☐ WATER	HF : S :
LP : SCC : CCFV : ☐ WATER	LP : SCC : CCFV : ☐ WATER	LP : SCC : CCFV : ☐ WATER	HF : S :
LP : SCC : CCFV : ☐ WATER	LP : SCC : CCFV : ☐ WATER	LP : SCC : CCFV : ☐ WATER	HF : S :
LP : SCC : CCFV : ☐ WATER	LP : SCC : CCFV : ☐ WATER	LP : SCC : CCFV : ☐ WATER	HF : S :
LP : SCC : CCFV : ☐ WATER	LP : SCC : CCFV : ☐ WATER	LP : SCC : CCFV : ☐ WATER	HF : S :
LP : SCC : CCFV : ☐ WATER	LP : SCC : CCFV : ☐ WATER	LP : SCC : CCFV : ☐ WATER	HF : S :
LP : SCC : CCFV : ☐ WATER	LP : SCC : CCFV : ☐ WATER	LP : SCC : CCFV : ☐ WATER	HF : S :

REMINDER: Healthy fats are important, but you don't need to eat them with every meal. Two or three servings each day is fine.

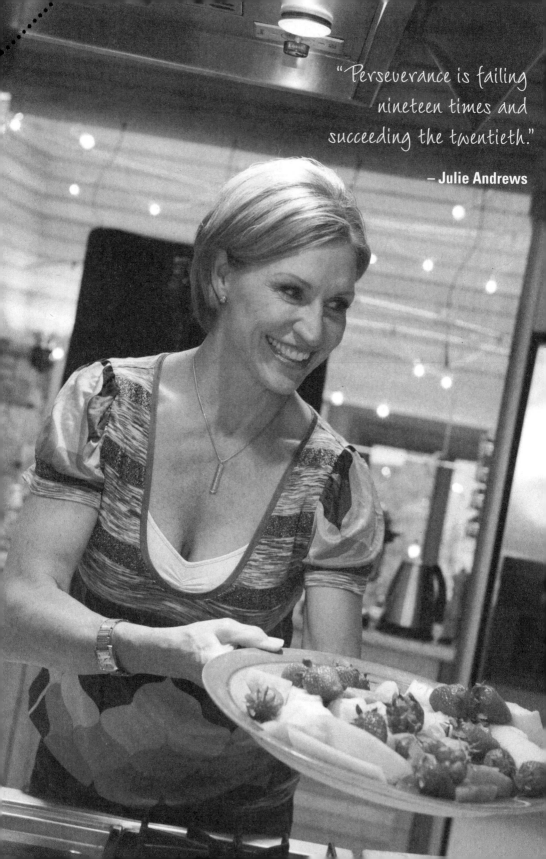

"Perseverance is failing nineteen times and succeeding the twentieth."

– Julie Andrews

FOOD TIP

When making stock, soup or sauce from scratch, remember to skim off the foamy layer on top before serving. Here is where undesirable contaminants may reside. Always remove them.

WEEKLY GOAL

SHOPPING LIST

Lean Protein
- ☐
- ☐
- ☐
- ☐
- ☐
- ☐

Starchy Complex Carbs
- ☐
- ☐
- ☐
- ☐
- ☐
- ☐

Fruit & Vegetables
- ☐
- ☐
- ☐
- ☐
- ☐
- ☐

Healthy Fats
- ☐
- ☐
- ☐

Supplements
- ☐
- ☐
- ☐

WEEKLY FOOD TRACKER

DATE

	MORNING START	MIDMORNING BOOSTER	LUNCHTIME REFUEL
MON	LP : SCC : CCFV : ☐ WATER	LP : SCC : CCFV : ☐ WATER	LP : SCC : CCFV : ☐ WATER
TUES	LP : SCC : CCFV : ☐ WATER	LP : SCC : CCFV : ☐ WATER	LP : SCC : CCFV : ☐ WATER
WED	LP : SCC : CCFV : ☐ WATER	LP : SCC : CCFV : ☐ WATER	LP : SCC : CCFV : ☐ WATER
THUR	LP : SCC : CCFV : ☐ WATER	LP : SCC : CCFV : ☐ WATER	LP : SCC : CCFV : ☐ WATER
FRI	LP : SCC : CCFV : ☐ WATER	LP : SCC : CCFV : ☐ WATER	LP : SCC : CCFV : ☐ WATER
SAT	LP : SCC : CCFV : ☐ WATER	LP : SCC : CCFV : ☐ WATER	LP : SCC : CCFV : ☐ WATER
SUN	LP : SCC : CCFV : ☐ WATER	LP : SCC : CCFV : ☐ WATER	LP : SCC : CCFV : ☐ WATER

REMINDER: You need complex carbohydrates with every meal, but that doesn't always mean starches. Stick to 2-4 servings of starchy carbs each day.

MIDAFTER-NOON MUNCH	DINNER DELIGHT	BEFORE BED IF HUNGRY	HF/S FOR DAY
LP : SCC : CCFV : ☐ WATER	LP : SCC : CCFV : ☐ WATER	LP : SCC : CCFV : ☐ WATER	HF : S :
LP : SCC : CCFV : ☐ WATER	LP : SCC : CCFV : ☐ WATER	LP : SCC : CCFV : ☐ WATER	HF : S :
LP : SCC : CCFV : ☐ WATER	LP : SCC : CCFV : ☐ WATER	LP : SCC : CCFV : ☐ WATER	HF : S :
LP : SCC : CCFV : ☐ WATER	LP : SCC : CCFV : ☐ WATER	LP : SCC : CCFV : ☐ WATER	HF : S :
LP : SCC : CCFV : ☐ WATER	LP : SCC : CCFV : ☐ WATER	LP : SCC : CCFV : ☐ WATER	HF : S :
LP : SCC : CCFV : ☐ WATER	LP : SCC : CCFV : ☐ WATER	LP : SCC : CCFV : ☐ WATER	HF : S :
LP : SCC : CCFV : ☐ WATER	LP : SCC : CCFV : ☐ WATER	LP : SCC : CCFV : ☐ WATER	HF : S :

REMINDER: Healthy fats are important, but you don't need to eat them with every meal. Two or three servings each day is fine.

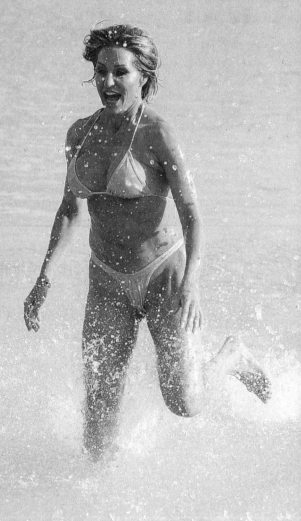

"You don't have to be a fantastic hero to do certain things — to compete. You can be just an ordinary person, sufficiently motivated to reach challenging goals."

– Edmund Hillary

FOOD TIP

A delicious, Eat-Clean Caesar dressing can be made by combining 1 teaspoon Dijon mustard, 1 tablespoon white wine vinegar, 1 tablespoon lemon juice, 1 tablespoon grated hard Parmesan cheese, ½ cup extra virgin olive oil, 1 tablespoon flaxseed oil, 2 tablespoons plain yogurt and 1 clove fresh garlic minced in a glass Mason jar. Shake and refrigerate.

WEEKLY GOAL

SHOPPING LIST

Lean Protein

☐ _____
☐ _____
☐ _____
☐ _____
☐ _____
☐ _____

Starchy Complex Carbs

☐ _____
☐ _____
☐ _____
☐ _____
☐ _____
☐ _____

Fruit & Vegetables

☐ _____
☐ _____
☐ _____
☐ _____
☐ _____
☐ _____

Healthy Fats

☐ _____
☐ _____
☐ _____

Supplements

☐ _____
☐ _____
☐ _____

WEEKLY FOOD TRACKER

	MORNING START	MIDMORNING BOOSTER	LUNCHTIME REFUEL
MON	LP : SCC : CCFV : ☐ WATER	LP : SCC : CCFV : ☐ WATER	LP : SCC : CCFV : ☐ WATER
TUES	LP : SCC : CCFV : ☐ WATER	LP : SCC : CCFV : ☐ WATER	LP : SCC : CCFV : ☐ WATER
WED	LP : SCC : CCFV : ☐ WATER	LP : SCC : CCFV : ☐ WATER	LP : SCC : CCFV : ☐ WATER
THUR	LP : SCC : CCFV : ☐ WATER	LP : SCC : CCFV : ☐ WATER	LP : SCC : CCFV : ☐ WATER
FRI	LP : SCC : CCFV : ☐ WATER	LP : SCC : CCFV : ☐ WATER	LP : SCC : CCFV : ☐ WATER
SAT	LP : SCC : CCFV : ☐ WATER	LP : SCC : CCFV : ☐ WATER	LP : SCC : CCFV : ☐ WATER
SUN	LP : SCC : CCFV : ☐ WATER	LP : SCC : CCFV : ☐ WATER	LP : SCC : CCFV : ☐ WATER

REMINDER: You need complex carbohydrates with every meal, but that doesn't always mean starches. Stick to 2-4 servings of starchy carbs each day.

MIDAFTER-NOON MUNCH	DINNER DELIGHT	BEFORE BED IF HUNGRY	HF/S FOR DAY
LP : SCC : CCFV : ☐ WATER	LP : SCC : CCFV : ☐ WATER	LP : SCC : CCFV : ☐ WATER	HF : S :
LP : SCC : CCFV : ☐ WATER	LP : SCC : CCFV : ☐ WATER	LP : SCC : CCFV : ☐ WATER	HF : S :
LP : SCC : CCFV : ☐ WATER	LP : SCC : CCFV : ☐ WATER	LP : SCC : CCFV : ☐ WATER	HF : S :
LP : SCC : CCFV : ☐ WATER	LP : SCC : CCFV : ☐ WATER	LP : SCC : CCFV : ☐ WATER	HF : S :
LP : SCC : CCFV : ☐ WATER	LP : SCC : CCFV : ☐ WATER	LP : SCC : CCFV : ☐ WATER	HF : S :
LP : SCC : CCFV : ☐ WATER	LP : SCC : CCFV : ☐ WATER	LP : SCC : CCFV : ☐ WATER	HF : S :
LP : SCC : CCFV : ☐ WATER	LP : SCC : CCFV : ☐ WATER	LP : SCC : CCFV : ☐ WATER	HF : S :

REMINDER: Healthy fats are important, but you don't need to eat them with every meal. Two or three servings each day is fine.

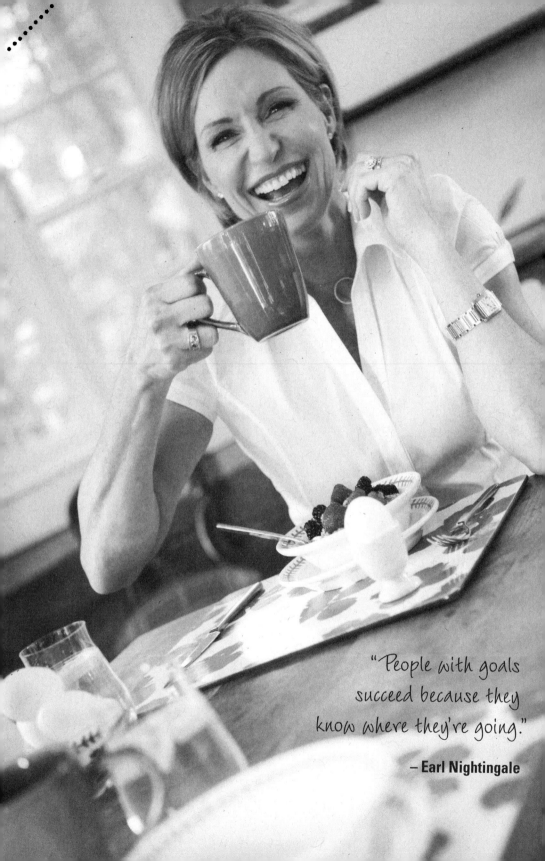

"People with goals
succeed because they
know where they're going."

– Earl Nightingale

FOOD TIP

Coconut oil is one of the few foods containing lauric acid, a phytochemical that protects against viruses, particularly herpes, parasites and yeast. Use coconut oil to cook with or eat coconut meat to obtain this healthful nutrient.

WEEKLY GOAL

_____
_____
_____
_____
_____
_____
_____
_____
_____
_____
_____

SHOPPING LIST

Lean Protein
☐ _____
☐ _____
☐ _____
☐ _____
☐ _____
☐ _____

Starchy Complex Carbs
☐ _____
☐ _____
☐ _____
☐ _____
☐ _____
☐ _____

Fruit & Vegetables
☐ _____
☐ _____
☐ _____
☐ _____
☐ _____
☐ _____

Healthy Fats
☐ _____
☐ _____
☐ _____

Supplements
☐ _____
☐ _____
☐ _____

WEEKLY FOOD TRACKER

	MORNING START	MIDMORNING BOOSTER	LUNCHTIME REFUEL
MON	LP : SCC : CCFV : ☐ WATER	LP : SCC : CCFV : ☐ WATER	LP : SCC : CCFV : ☐ WATER
TUES	LP : SCC : CCFV : ☐ WATER	LP : SCC : CCFV : ☐ WATER	LP : SCC : CCFV : ☐ WATER
WED	LP : SCC : CCFV : ☐ WATER	LP : SCC : CCFV : ☐ WATER	LP : SCC : CCFV : ☐ WATER
THUR	LP : SCC : CCFV : ☐ WATER	LP : SCC : CCFV : ☐ WATER	LP : SCC : CCFV : ☐ WATER
FRI	LP : SCC : CCFV : ☐ WATER	LP : SCC : CCFV : ☐ WATER	LP : SCC : CCFV : ☐ WATER
SAT	LP : SCC : CCFV : ☐ WATER	LP : SCC : CCFV : ☐ WATER	LP : SCC : CCFV : ☐ WATER
SUN	LP : SCC : CCFV : ☐ WATER	LP : SCC : CCFV : ☐ WATER	LP : SCC : CCFV : ☐ WATER

REMINDER: You need complex carbohydrates with every meal, but that doesn't always mean starches. Stick to 2-4 servings of starchy carbs each day.

MIDAFTER-NOON MUNCH	DINNER DELIGHT	BEFORE BED IF HUNGRY	HF/S FOR DAY
LP : SCC : CCFV : ☐ WATER	LP : SCC : CCFV : ☐ WATER	LP : SCC : CCFV : ☐ WATER	HF : S :
LP : SCC : CCFV : ☐ WATER	LP : SCC : CCFV : ☐ WATER	LP : SCC : CCFV : ☐ WATER	HF : S :
LP : SCC : CCFV : ☐ WATER	LP : SCC : CCFV : ☐ WATER	LP : SCC : CCFV : ☐ WATER	HF : S :
LP : SCC : CCFV : ☐ WATER	LP : SCC : CCFV : ☐ WATER	LP : SCC : CCFV : ☐ WATER	HF : S :
LP : SCC : CCFV : ☐ WATER	LP : SCC : CCFV : ☐ WATER	LP : SCC : CCFV : ☐ WATER	HF : S :
LP : SCC : CCFV : ☐ WATER	LP : SCC : CCFV : ☐ WATER	LP : SCC : CCFV : ☐ WATER	HF : S :
LP : SCC : CCFV : ☐ WATER	LP : SCC : CCFV : ☐ WATER	LP : SCC : CCFV : ☐ WATER	HF : S :

REMINDER: Healthy fats are important, but you don't need to eat them with every meal. Two or three servings each day is fine.

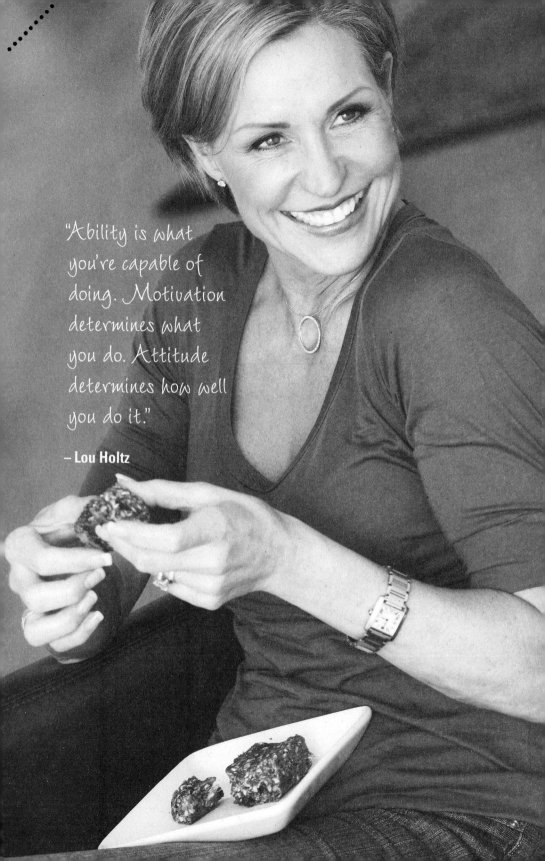

"Ability is what you're capable of doing. Motivation determines what you do. Attitude determines how well you do it."

– Lou Holtz

FOOD TIP

Soaking whole grains before use releases more of their nutrients and makes them easier to digest. It's easy to do. Using the example of oatmeal, simply place one cup of whole oats in a one-liter Mason jar and fill with clean water the night before you wish to use it. In the morning drain the oats and cook in the usual way.

WEEKLY GOAL

_____
_____
_____
_____
_____
_____
_____
_____
_____

SHOPPING LIST

Lean Protein
- ☐ _____
- ☐ _____
- ☐ _____
- ☐ _____
- ☐ _____
- ☐ _____

Starchy Complex Carbs
- ☐ _____
- ☐ _____
- ☐ _____
- ☐ _____
- ☐ _____
- ☐ _____

Fruit & Vegetables
- ☐ _____
- ☐ _____
- ☐ _____
- ☐ _____
- ☐ _____
- ☐ _____

Healthy Fats
- ☐ _____
- ☐ _____
- ☐ _____

Supplements
- ☐ _____
- ☐ _____
- ☐ _____

MONTHLY REASSESSMENT

	CURRENT	CHANGE
Weight		
Body-fat percentage		

MEASUREMENTS	CURRENT	CHANGE
Chest		
Waist		
Hips		
Right Thigh		
Left Thigh		
Right Arm: – relaxed		
– flexed		
Left Arm: – relaxed		
– flexed		
Right Calf		
Left Calf		

MONTHLY GOAL

By this time next month...

MY ROUTINE

How will I change my workout routine to accomplish my goals?

NOTES

WEEKLY FOOD TRACKER

	MORNING START	MIDMORNING BOOSTER	LUNCHTIME REFUEL
MON	LP : SCC : CCFV : ☐ WATER	LP : SCC : CCFV : ☐ WATER	LP : SCC : CCFV : ☐ WATER
TUES	LP : SCC : CCFV : ☐ WATER	LP : SCC : CCFV : ☐ WATER	LP : SCC : CCFV : ☐ WATER
WED	LP : SCC : CCFV : ☐ WATER	LP : SCC : CCFV : ☐ WATER	LP : SCC : CCFV : ☐ WATER
THUR	LP : SCC : CCFV : ☐ WATER	LP : SCC : CCFV : ☐ WATER	LP : SCC : CCFV : ☐ WATER
FRI	LP : SCC : CCFV : ☐ WATER	LP : SCC : CCFV : ☐ WATER	LP : SCC : CCFV : ☐ WATER
SAT	LP : SCC : CCFV : ☐ WATER	LP : SCC : CCFV : ☐ WATER	LP : SCC : CCFV : ☐ WATER
SUN	LP : SCC : CCFV : ☐ WATER	LP : SCC : CCFV : ☐ WATER	LP : SCC : CCFV : ☐ WATER

REMINDER: You need complex carbohydrates with every meal, but that doesn't always mean starches. Stick to 2-4 servings of starchy carbs each day.

LEGEND

LP = Lean Protein (meat, fish, tofu, etc.) **5-6 servings daily**
SCC = Starchy Complex Carbs (banana, rice, sweet potato, pasta, etc.) **2-4 servings daily**
CCFV = Complex Carbs from Fruit and Vegetables **5-6 servings daily**
HF = Healthy Fats (olive oil, avocado, flaxseed, nuts, etc.) **2-3 servings daily**
S = Supplements (vitamins, minerals, etc.)

MIDAFTER-NOON MUNCH	DINNER DELIGHT	BEFORE BED IF HUNGRY	HF/S FOR DAY
LP : SCC : CCFV : ☐ WATER	LP : SCC : CCFV : ☐ WATER	LP : SCC : CCFV : ☐ WATER	HF : S :
LP : SCC : CCFV : ☐ WATER	LP : SCC : CCFV : ☐ WATER	LP : SCC : CCFV : ☐ WATER	HF : S :
LP : SCC : CCFV : ☐ WATER	LP : SCC : CCFV : ☐ WATER	LP : SCC : CCFV : ☐ WATER	HF : S :
LP : SCC : CCFV : ☐ WATER	LP : SCC : CCFV : ☐ WATER	LP : SCC : CCFV : ☐ WATER	HF : S :
LP : SCC : CCFV : ☐ WATER	LP : SCC : CCFV : ☐ WATER	LP : SCC : CCFV : ☐ WATER	HF : S :
LP : SCC : CCFV : ☐ WATER	LP : SCC : CCFV : ☐ WATER	LP : SCC : CCFV : ☐ WATER	HF : S :
LP : SCC : CCFV : ☐ WATER	LP : SCC : CCFV : ☐ WATER	LP : SCC : CCFV : ☐ WATER	HF : S :

REMINDER: Healthy fats are important, but you don't need to eat them with every meal. Two or three servings each day is fine.

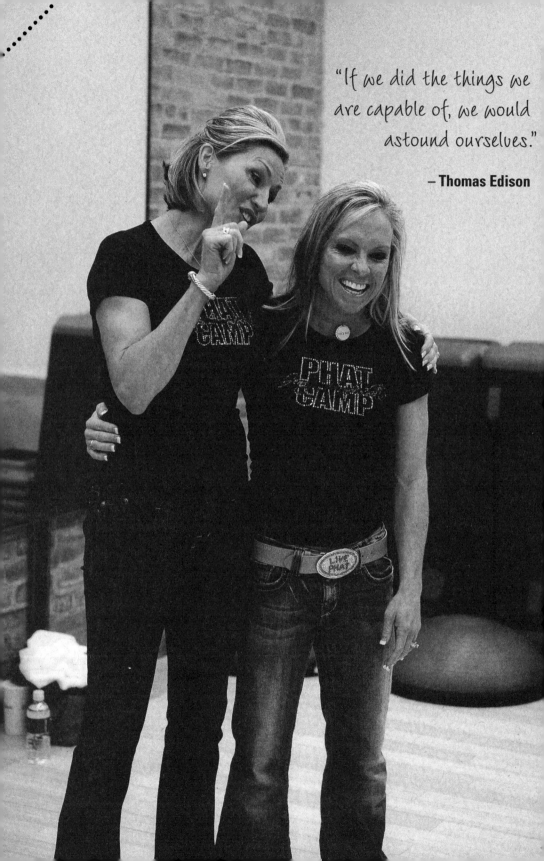

"If we did the things we are capable of, we would astound ourselves."

— Thomas Edison

FOOD TIP

Ground flaxseed is a wonderful food that should find its way into your diet as much as possible. Stir into yogurt or cereal, sprinkle onto salads and even onto your peanut butter sandwich. Delicious and healthy all at the same time.

WEEKLY GOAL

SHOPPING LIST

Lean Protein
- [ ]
- [ ]
- [ ]
- [ ]
- [ ]
- [ ]

Starchy Complex Carbs
- [ ]
- [ ]
- [ ]
- [ ]
- [ ]
- [ ]

Fruit & Vegetables
- [ ]
- [ ]
- [ ]
- [ ]
- [ ]
- [ ]

Healthy Fats
- [ ]
- [ ]
- [ ]

Supplements
- [ ]
- [ ]
- [ ]

WEEKLY FOOD TRACKER

	MORNING START	MIDMORNING BOOSTER	LUNCHTIME REFUEL
MON	LP : SCC : CCFV : ☐ WATER	LP : SCC : CCFV : ☐ WATER	LP : SCC : CCFV : ☐ WATER
TUES	LP : SCC : CCFV : ☐ WATER	LP : SCC : CCFV : ☐ WATER	LP : SCC : CCFV : ☐ WATER
WED	LP : SCC : CCFV : ☐ WATER	LP : SCC : CCFV : ☐ WATER	LP : SCC : CCFV : ☐ WATER
THUR	LP : SCC : CCFV : ☐ WATER	LP : SCC : CCFV : ☐ WATER	LP : SCC : CCFV : ☐ WATER
FRI	LP : SCC : CCFV : ☐ WATER	LP : SCC : CCFV : ☐ WATER	LP : SCC : CCFV : ☐ WATER
SAT	LP : SCC : CCFV : ☐ WATER	LP : SCC : CCFV : ☐ WATER	LP : SCC : CCFV : ☐ WATER
SUN	LP : SCC : CCFV : ☐ WATER	LP : SCC : CCFV : ☐ WATER	LP : SCC : CCFV : ☐ WATER

REMINDER: You need complex carbohydrates with every meal, but that doesn't always mean starches. Stick to 2-4 servings of starchy carbs each day.

MIDAFTER-NOON MUNCH	DINNER DELIGHT	BEFORE BED IF HUNGRY	HF/S FOR DAY
LP : SCC : CCFV : ☐ WATER	LP : SCC : CCFV : ☐ WATER	LP : SCC : CCFV : ☐ WATER	HF : S :
LP : SCC : CCFV : ☐ WATER	LP : SCC : CCFV : ☐ WATER	LP : SCC : CCFV : ☐ WATER	HF : S :
LP : SCC : CCFV : ☐ WATER	LP : SCC : CCFV : ☐ WATER	LP : SCC : CCFV : ☐ WATER	HF : S :
LP : SCC : CCFV : ☐ WATER	LP : SCC : CCFV : ☐ WATER	LP : SCC : CCFV : ☐ WATER	HF : S :
LP : SCC : CCFV : ☐ WATER	LP : SCC : CCFV : ☐ WATER	LP : SCC : CCFV : ☐ WATER	HF : S :
LP : SCC : CCFV : ☐ WATER	LP : SCC : CCFV : ☐ WATER	LP : SCC : CCFV : ☐ WATER	HF : S :
LP : SCC : CCFV : ☐ WATER	LP : SCC : CCFV : ☐ WATER	LP : SCC : CCFV : ☐ WATER	HF : S :

REMINDER: Healthy fats are important, but you don't need to eat them with every meal. Two or three servings each day is fine.

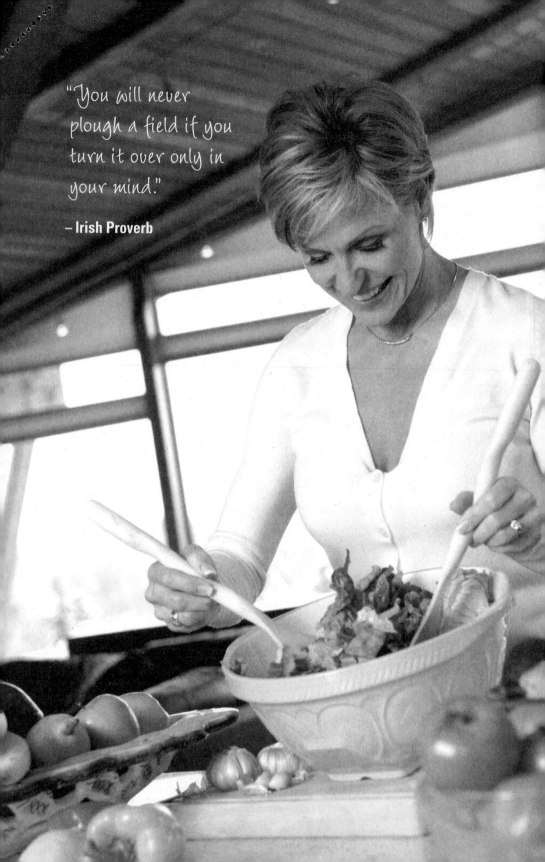

"You will never plough a field if you turn it over only in your mind."

– Irish Proverb

FOOD TIP

Make a yummy trail mix of organic dried fruits and raw, unsalted nuts. Try a combination of dried apricots, cherries, almonds, sunflower seeds and flaxseed. Anything works, but having a batch ready to go means you always have a healthy snack on hand.

WEEKLY GOAL

SHOPPING LIST

Lean Protein

☐ _____
☐ _____
☐ _____
☐ _____
☐ _____
☐ _____

Starchy Complex Carbs

☐ _____
☐ _____
☐ _____
☐ _____
☐ _____
☐ _____

Fruit & Vegetables

☐ _____
☐ _____
☐ _____
☐ _____
☐ _____
☐ _____

Healthy Fats

☐ _____
☐ _____
☐ _____

Supplements

☐ _____
☐ _____
☐ _____

WEEKLY FOOD TRACKER

	MORNING START	MIDMORNING BOOSTER	LUNCHTIME REFUEL
MON	LP : SCC : CCFV : ☐ WATER	LP : SCC : CCFV : ☐ WATER	LP : SCC : CCFV : ☐ WATER
TUES	LP : SCC : CCFV : ☐ WATER	LP : SCC : CCFV : ☐ WATER	LP : SCC : CCFV : ☐ WATER
WED	LP : SCC : CCFV : ☐ WATER	LP : SCC : CCFV : ☐ WATER	LP : SCC : CCFV : ☐ WATER
THUR	LP : SCC : CCFV : ☐ WATER	LP : SCC : CCFV : ☐ WATER	LP : SCC : CCFV : ☐ WATER
FRI	LP : SCC : CCFV : ☐ WATER	LP : SCC : CCFV : ☐ WATER	LP : SCC : CCFV : ☐ WATER
SAT	LP : SCC : CCFV : ☐ WATER	LP : SCC : CCFV : ☐ WATER	LP : SCC : CCFV : ☐ WATER
SUN	LP : SCC : CCFV : ☐ WATER	LP : SCC : CCFV : ☐ WATER	LP : SCC : CCFV : ☐ WATER

REMINDER: You need complex carbohydrates with every meal, but that doesn't always mean starches. Stick to 2-4 servings of starchy carbs each day.

MIDAFTER-NOON MUNCH	DINNER DELIGHT	BEFORE BED IF HUNGRY	HF/S FOR DAY
LP : SCC : CCFV : ☐ WATER	LP : SCC : CCFV : ☐ WATER	LP : SCC : CCFV : ☐ WATER	HF : S :
LP : SCC : CCFV : ☐ WATER	LP : SCC : CCFV : ☐ WATER	LP : SCC : CCFV : ☐ WATER	HF : S :
LP : SCC : CCFV : ☐ WATER	LP : SCC : CCFV : ☐ WATER	LP : SCC : CCFV : ☐ WATER	HF : S :
LP : SCC : CCFV : ☐ WATER	LP : SCC : CCFV : ☐ WATER	LP : SCC : CCFV : ☐ WATER	HF : S :
LP : SCC : CCFV : ☐ WATER	LP : SCC : CCFV : ☐ WATER	LP : SCC : CCFV : ☐ WATER	HF : S :
LP : SCC : CCFV : ☐ WATER	LP : SCC : CCFV : ☐ WATER	LP : SCC : CCFV : ☐ WATER	HF : S :
LP : SCC : CCFV : ☐ WATER	LP : SCC : CCFV : ☐ WATER	LP : SCC : CCFV : ☐ WATER	HF : S :

REMINDER: Healthy fats are important, but you don't need to eat them with every meal. Two or three servings each day is fine.

"Don't let go of your dreams.
If you have determination
and belief in your dreams,
you will succeed."

– Catherine Pulsifer

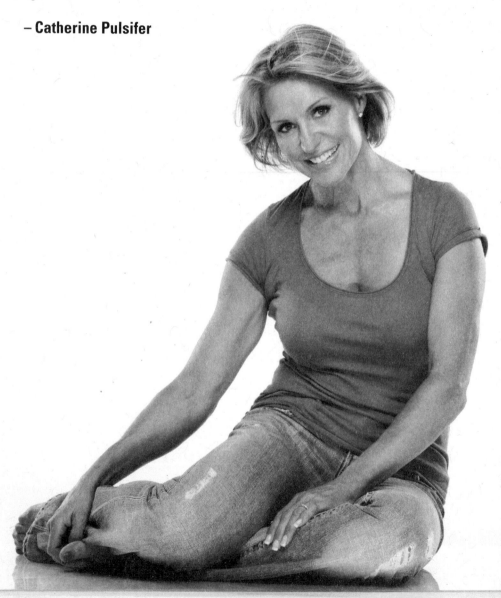

FOOD TIP

Ancient peoples depended on onions to help them relax and sleep well. Onions contain a phytochemical called quercetin, which is a powerful antioxidant and anti-inflammatory agent, but it is also a potent sedative.

WEEKLY GOAL

SHOPPING LIST

Lean Protein
- [ ]
- [ ]
- [ ]
- [ ]
- [ ]
- [ ]

Starchy Complex Carbs
- [ ]
- [ ]
- [ ]
- [ ]
- [ ]
- [ ]

Fruit & Vegetables
- [ ]
- [ ]
- [ ]
- [ ]
- [ ]
- [ ]

Healthy Fats
- [ ]
- [ ]
- [ ]

Supplements
- [ ]
- [ ]
- [ ]

WEEKLY FOOD TRACKER

DATE

	MORNING START	MIDMORNING BOOSTER	LUNCHTIME REFUEL
MON	LP : SCC : CCFV : ☐ WATER	LP : SCC : CCFV : ☐ WATER	LP : SCC : CCFV : ☐ WATER
TUES	LP : SCC : CCFV : ☐ WATER	LP : SCC : CCFV : ☐ WATER	LP : SCC : CCFV : ☐ WATER
WED	LP : SCC : CCFV : ☐ WATER	LP : SCC : CCFV : ☐ WATER	LP : SCC : CCFV : ☐ WATER
THUR	LP : SCC : CCFV : ☐ WATER	LP : SCC : CCFV : ☐ WATER	LP : SCC : CCFV : ☐ WATER
FRI	LP : SCC : CCFV : ☐ WATER	LP : SCC : CCFV : ☐ WATER	LP : SCC : CCFV : ☐ WATER
SAT	LP : SCC : CCFV : ☐ WATER	LP : SCC : CCFV : ☐ WATER	LP : SCC : CCFV : ☐ WATER
SUN	LP : SCC : CCFV : ☐ WATER	LP : SCC : CCFV : ☐ WATER	LP : SCC : CCFV : ☐ WATER

REMINDER: You need complex carbohydrates with every meal, but that doesn't always mean starches. Stick to 2-4 servings of starchy carbs each day.

LEGEND

LP = Lean Protein (meat, fish, tofu, etc.) **5-6 servings daily**
SCC = Starchy Complex Carbs (banana, rice, sweet potato, pasta, etc.) **2-4 servings daily**
CCFV = Complex Carbs from Fruit and Vegetables **5-6 servings daily**
HF = Healthy Fats (olive oil, avocado, flaxseed, nuts, etc.) **2-3 servings daily**
S = Supplements (vitamins, minerals, etc.)

MIDAFTER-NOON MUNCH	DINNER DELIGHT	BEFORE BED IF HUNGRY	HF/S FOR DAY
LP : SCC : CCFV : ☐ WATER	LP : SCC : CCFV : ☐ WATER	LP : SCC : CCFV : ☐ WATER	HF : S :
LP : SCC : CCFV : ☐ WATER	LP : SCC : CCFV : ☐ WATER	LP : SCC : CCFV : ☐ WATER	HF : S :
LP : SCC : CCFV : ☐ WATER	LP : SCC : CCFV : ☐ WATER	LP : SCC : CCFV : ☐ WATER	HF : S :
LP : SCC : CCFV : ☐ WATER	LP : SCC : CCFV : ☐ WATER	LP : SCC : CCFV : ☐ WATER	HF : S :
LP : SCC : CCFV : ☐ WATER	LP : SCC : CCFV : ☐ WATER	LP : SCC : CCFV : ☐ WATER	HF : S :
LP : SCC : CCFV : ☐ WATER	LP : SCC : CCFV : ☐ WATER	LP : SCC : CCFV : ☐ WATER	HF : S :
LP : SCC : CCFV : ☐ WATER	LP : SCC : CCFV : ☐ WATER	LP : SCC : CCFV : ☐ WATER	HF : S :

REMINDER: Healthy fats are important, but you don't need to eat them with every meal. Two or three servings each day is fine.

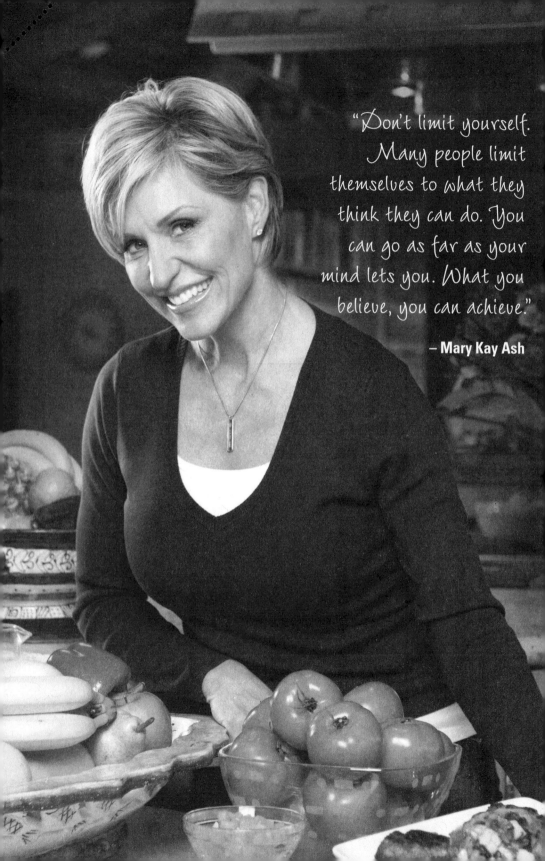

"Don't limit yourself. Many people limit themselves to what they think they can do. You can go as far as your mind lets you. What you believe, you can achieve."

— Mary Kay Ash

FOOD TIP

There is no question about it. Success is all about choices and persistence. To keep you on track with health and fitness goals, keep a journal and write down everything you eat, do or feel.

WEEKLY GOAL

SHOPPING LIST

Lean Protein

☐ _____
☐ _____
☐ _____
☐ _____
☐ _____
☐ _____

Starchy Complex Carbs

☐ _____
☐ _____
☐ _____
☐ _____
☐ _____
☐ _____

Fruit & Vegetables

☐ _____
☐ _____
☐ _____
☐ _____
☐ _____
☐ _____

Healthy Fats

☐ _____
☐ _____
☐ _____

Supplements

☐ _____
☐ _____
☐ _____

MONTHLY REASSESSMENT

	CURRENT	CHANGE
Weight		
Body-fat percentage		

MEASUREMENTS	CURRENT	CHANGE
Chest		
Waist		
Hips		
Right Thigh		
Left Thigh		
Right Arm: – relaxed		
– flexed		
Left Arm: – relaxed		
– flexed		
Right Calf		
Left Calf		

MONTHLY GOAL

By this time next month...

MY ROUTINE

How will I change my workout routine to accomplish my goals?

NOTES

WEEKLY FOOD TRACKER

	MORNING START	MIDMORNING BOOSTER	LUNCHTIME REFUEL
MON	LP : SCC : CCFV : ☐ WATER	LP : SCC : CCFV : ☐ WATER	LP : SCC : CCFV : ☐ WATER
TUES	LP : SCC : CCFV : ☐ WATER	LP : SCC : CCFV : ☐ WATER	LP : SCC : CCFV : ☐ WATER
WED	LP : SCC : CCFV : ☐ WATER	LP : SCC : CCFV : ☐ WATER	LP : SCC : CCFV : ☐ WATER
THUR	LP : SCC : CCFV : ☐ WATER	LP : SCC : CCFV : ☐ WATER	LP : SCC : CCFV : ☐ WATER
FRI	LP : SCC : CCFV : ☐ WATER	LP : SCC : CCFV : ☐ WATER	LP : SCC : CCFV : ☐ WATER
SAT	LP : SCC : CCFV : ☐ WATER	LP : SCC : CCFV : ☐ WATER	LP : SCC : CCFV : ☐ WATER
SUN	LP : SCC : CCFV : ☐ WATER	LP : SCC : CCFV : ☐ WATER	LP : SCC : CCFV : ☐ WATER

REMINDER: You need complex carbohydrates with every meal, but that doesn't always mean starches. Stick to 2-4 servings of starchy carbs each day.

MIDAFTER-NOON MUNCH	DINNER DELIGHT	BEFORE BED IF HUNGRY	HF/S FOR DAY
LP : SCC : CCFV : ☐ WATER	LP : SCC : CCFV : ☐ WATER	LP : SCC : CCFV : ☐ WATER	HF : S :
LP : SCC : CCFV : ☐ WATER	LP : SCC : CCFV : ☐ WATER	LP : SCC : CCFV : ☐ WATER	HF : S :
LP : SCC : CCFV : ☐ WATER	LP : SCC : CCFV : ☐ WATER	LP : SCC : CCFV : ☐ WATER	HF : S :
LP : SCC : CCFV : ☐ WATER	LP : SCC : CCFV : ☐ WATER	LP : SCC : CCFV : ☐ WATER	HF : S :
LP : SCC : CCFV : ☐ WATER	LP : SCC : CCFV : ☐ WATER	LP : SCC : CCFV : ☐ WATER	HF : S :
LP : SCC : CCFV : ☐ WATER	LP : SCC : CCFV : ☐ WATER	LP : SCC : CCFV : ☐ WATER	HF : S :
LP : SCC : CCFV : ☐ WATER	LP : SCC : CCFV : ☐ WATER	LP : SCC : CCFV : ☐ WATER	HF : S :

REMINDER: Healthy fats are important, but you don't need to eat them with every meal. Two or three servings each day is fine.

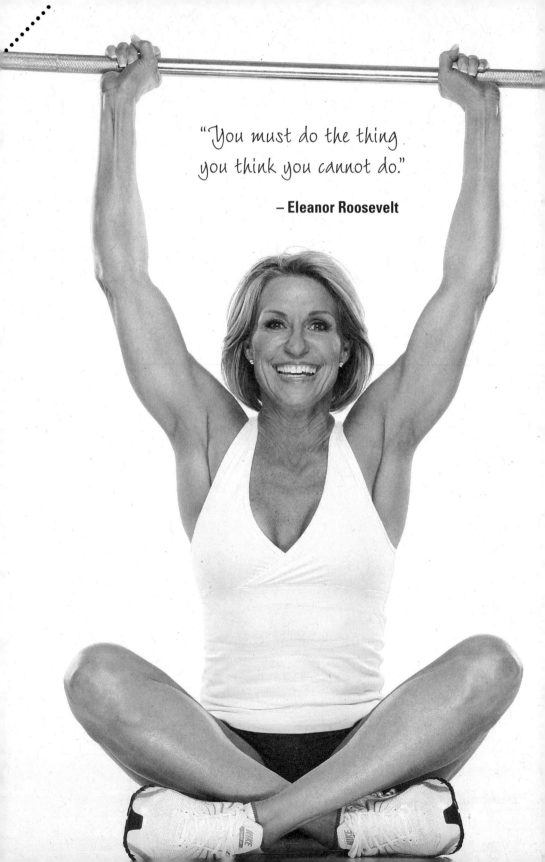

"You must do the thing
you think you cannot do."

– Eleanor Roosevelt

FOOD TIP

Live in the reality of your success. Making choices and living them as if you were already at your goal weight cements your belief in yourself.

WEEKLY GOAL

_____
_____
_____
_____
_____
_____
_____
_____
_____
_____
_____
_____
_____
_____
_____
_____

SHOPPING LIST

Lean Protein

☐ _____
☐ _____
☐ _____
☐ _____
☐ _____
☐ _____

Starchy Complex Carbs

☐ _____
☐ _____
☐ _____
☐ _____
☐ _____
☐ _____

Fruit & Vegetables

☐ _____
☐ _____
☐ _____
☐ _____
☐ _____
☐ _____

Healthy Fats

☐ _____
☐ _____
☐ _____

Supplements

☐ _____
☐ _____
☐ _____

WEEKLY FOOD TRACKER

DATE

	MORNING START	MIDMORNING BOOSTER	LUNCHTIME REFUEL
MON	LP : SCC : CCFV : ☐ WATER	LP : SCC : CCFV : ☐ WATER	LP : SCC : CCFV : ☐ WATER
TUES	LP : SCC : CCFV : ☐ WATER	LP : SCC : CCFV : ☐ WATER	LP : SCC : CCFV : ☐ WATER
WED	LP : SCC : CCFV : ☐ WATER	LP : SCC : CCFV : ☐ WATER	LP : SCC : CCFV : ☐ WATER
THUR	LP : SCC : CCFV : ☐ WATER	LP : SCC : CCFV : ☐ WATER	LP : SCC : CCFV : ☐ WATER
FRI	LP : SCC : CCFV : ☐ WATER	LP : SCC : CCFV : ☐ WATER	LP : SCC : CCFV : ☐ WATER
SAT	LP : SCC : CCFV : ☐ WATER	LP : SCC : CCFV : ☐ WATER	LP : SCC : CCFV : ☐ WATER
SUN	LP : SCC : CCFV : ☐ WATER	LP : SCC : CCFV : ☐ WATER	LP : SCC : CCFV : ☐ WATER

REMINDER: You need complex carbohydrates with every meal, but that doesn't always mean starches. Stick to 2-4 servings of starchy carbs each day.

LEGEND

LP = Lean Protein (meat, fish, tofu, etc.) **5-6 servings daily**
SCC = Starchy Complex Carbs (banana, rice, sweet potato, pasta, etc.) **2-4 servings daily**
CCFV = Complex Carbs from Fruit and Vegetables **5-6 servings daily**
HF = Healthy Fats (olive oil, avocado, flaxseed, nuts, etc.) **2-3 servings daily**
S = Supplements (vitamins, minerals, etc.)

MIDAFTER-NOON MUNCH	DINNER DELIGHT	BEFORE BED IF HUNGRY	HF/S FOR DAY
LP : SCC : CCFV : ☐ WATER	LP : SCC : CCFV : ☐ WATER	LP : SCC : CCFV : ☐ WATER	HF : S :
LP : SCC : CCFV : ☐ WATER	LP : SCC : CCFV : ☐ WATER	LP : SCC : CCFV : ☐ WATER	HF : S :
LP : SCC : CCFV : ☐ WATER	LP : SCC : CCFV : ☐ WATER	LP : SCC : CCFV : ☐ WATER	HF : S :
LP : SCC : CCFV : ☐ WATER	LP : SCC : CCFV : ☐ WATER	LP : SCC : CCFV : ☐ WATER	HF : S :
LP : SCC : CCFV : ☐ WATER	LP : SCC : CCFV : ☐ WATER	LP : SCC : CCFV : ☐ WATER	HF : S :
LP : SCC : CCFV : ☐ WATER	LP : SCC : CCFV : ☐ WATER	LP : SCC : CCFV : ☐ WATER	HF : S :
LP : SCC : CCFV : ☐ WATER	LP : SCC : CCFV : ☐ WATER	LP : SCC : CCFV : ☐ WATER	HF : S :

REMINDER: Healthy fats are important, but you don't need to eat them with every meal. Two or three servings each day is fine.

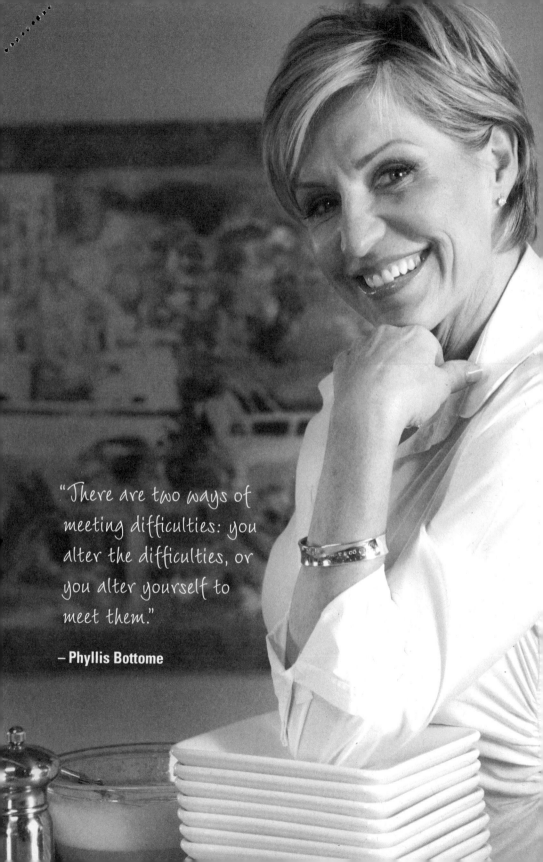

"There are two ways of meeting difficulties: you alter the difficulties, or you alter yourself to meet them."

– Phyllis Bottome

FOOD TIP

Food should not be the main event in your life. Lessen its significance. This helps take the sting out of changing your lifestyle. This is where hobbies, new habits and new relationships can lift you out of the doldrums.

WEEKLY GOAL

SHOPPING LIST

Lean Protein

- [ ]
- [ ]
- [ ]
- [ ]
- [ ]
- [ ]

Starchy Complex Carbs

- [ ]
- [ ]
- [ ]
- [ ]
- [ ]
- [ ]

Fruit & Vegetables

- [ ]
- [ ]
- [ ]
- [ ]
- [ ]
- [ ]

Healthy Fats

- [ ]
- [ ]
- [ ]

Supplements

- [ ]
- [ ]
- [ ]

WEEKLY FOOD TRACKER

	MORNING START	MIDMORNING BOOSTER	LUNCHTIME REFUEL
MON	LP : SCC : CCFV : ☐ WATER	LP : SCC : CCFV : ☐ WATER	LP : SCC : CCFV : ☐ WATER
TUES	LP : SCC : CCFV : ☐ WATER	LP : SCC : CCFV : ☐ WATER	LP : SCC : CCFV : ☐ WATER
WED	LP : SCC : CCFV : ☐ WATER	LP : SCC : CCFV : ☐ WATER	LP : SCC : CCFV : ☐ WATER
THUR	LP : SCC : CCFV : ☐ WATER	LP : SCC : CCFV : ☐ WATER	LP : SCC : CCFV : ☐ WATER
FRI	LP : SCC : CCFV : ☐ WATER	LP : SCC : CCFV : ☐ WATER	LP : SCC : CCFV : ☐ WATER
SAT	LP : SCC : CCFV : ☐ WATER	LP : SCC : CCFV : ☐ WATER	LP : SCC : CCFV : ☐ WATER
SUN	LP : SCC : CCFV : ☐ WATER	LP : SCC : CCFV : ☐ WATER	LP : SCC : CCFV : ☐ WATER

REMINDER: You need complex carbohydrates with every meal, but that doesn't always mean starches. Stick to 2-4 servings of starchy carbs each day.

MIDAFTER-NOON MUNCH	DINNER DELIGHT	BEFORE BED IF HUNGRY	HF/S FOR DAY
LP : SCC : CCFV : ☐ WATER	LP : SCC : CCFV : ☐ WATER	LP : SCC : CCFV : ☐ WATER	HF : S :
LP : SCC : CCFV : ☐ WATER	LP : SCC : CCFV : ☐ WATER	LP : SCC : CCFV : ☐ WATER	HF : S :
LP : SCC : CCFV : ☐ WATER	LP : SCC : CCFV : ☐ WATER	LP : SCC : CCFV : ☐ WATER	HF : S :
LP : SCC : CCFV : ☐ WATER	LP : SCC : CCFV : ☐ WATER	LP : SCC : CCFV : ☐ WATER	HF : S :
LP : SCC : CCFV : ☐ WATER	LP : SCC : CCFV : ☐ WATER	LP : SCC : CCFV : ☐ WATER	HF : S :
LP : SCC : CCFV : ☐ WATER	LP : SCC : CCFV : ☐ WATER	LP : SCC : CCFV : ☐ WATER	HF : S :
LP : SCC : CCFV : ☐ WATER	LP : SCC : CCFV : ☐ WATER	LP : SCC : CCFV : ☐ WATER	HF : S :

REMINDER: Healthy fats are important, but you don't need to eat them with every meal. Two or three servings each day is fine.

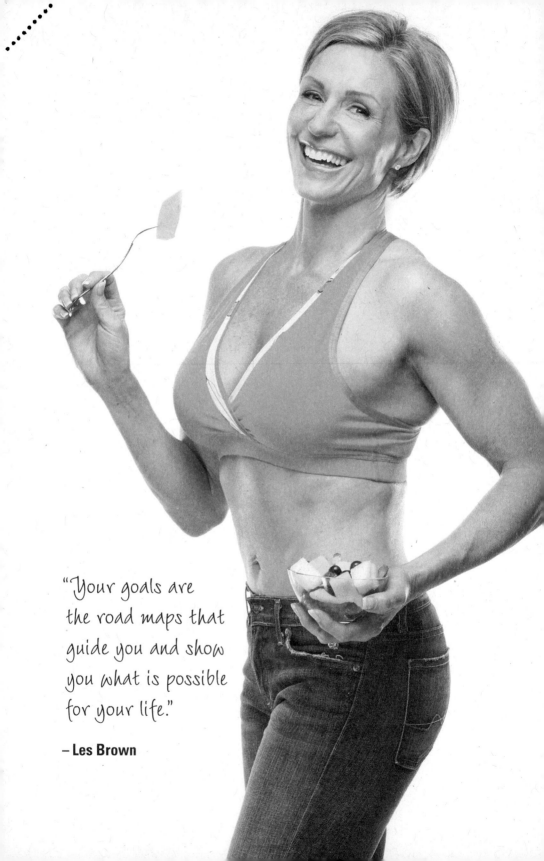

"Your goals are
the road maps that
guide you and show
you what is possible
for your life."

– Les Brown

FOOD TIP

Don't clear your plate! This sounds funny and even wasteful, but you can overcome that feeling by taking half the food off your plate and putting it away for the next time. Let the feeling of fullness settle in your tummy before you eat more.

WEEKLY GOAL

SHOPPING LIST

Lean Protein
- ☐
- ☐
- ☐
- ☐
- ☐
- ☐

Starchy Complex Carbs
- ☐
- ☐
- ☐
- ☐
- ☐
- ☐

Fruit & Vegetables
- ☐
- ☐
- ☐
- ☐
- ☐
- ☐

Healthy Fats
- ☐
- ☐
- ☐

Supplements
- ☐
- ☐
- ☐

WEEKLY FOOD TRACKER

	MORNING START	MIDMORNING BOOSTER	LUNCHTIME REFUEL
MON	LP : SCC : CCFV : ☐ WATER	LP : SCC : CCFV : ☐ WATER	LP : SCC : CCFV : ☐ WATER
TUES	LP : SCC : CCFV : ☐ WATER	LP : SCC : CCFV : ☐ WATER	LP : SCC : CCFV : ☐ WATER
WED	LP : SCC : CCFV : ☐ WATER	LP : SCC : CCFV : ☐ WATER	LP : SCC : CCFV : ☐ WATER
THUR	LP : SCC : CCFV : ☐ WATER	LP : SCC : CCFV : ☐ WATER	LP : SCC : CCFV : ☐ WATER
FRI	LP : SCC : CCFV : ☐ WATER	LP : SCC : CCFV : ☐ WATER	LP : SCC : CCFV : ☐ WATER
SAT	LP : SCC : CCFV : ☐ TRATER	LP : SCC : CCFV : ☐ WATER	LP : SCC : CCFV : ☐ WATER
SUN	LP : SCC : CCFV : ☐ WATER	LP : SCC : CCFV : ☐ WATER	LP : SCC : CCFV : ☐ WATER

REMINDER: You need complex carbohydrates with every meal, but that doesn't always mean starches. Stick to 2-4 servings of starchy carbs each day.

LEGEND

LP = Lean Protein (meat, fish, tofu, etc.) **5-6 servings daily**
SCC = Starchy Complex Carbs (banana, rice, sweet potato, pasta, etc.) **2-4 servings daily**
CCFV = Complex Carbs from Fruit and Vegetables **5-6 servings daily**
HF = Healthy Fats (olive oil, avocado, flaxseed, nuts, etc.) **2-3 servings daily**
S = Supplements (vitamins, minerals, etc.)

MIDAFTER-NOON MUNCH	DINNER DELIGHT	BEFORE BED IF HUNGRY	HF/S FOR DAY
LP : SCC : CCFV : ☐ WATER	LP : SCC : CCFV : ☐ WATER	LP : SCC : CCFV : ☐ WATER	HF : S :
LP : SCC : CCFV : ☐ WATER	LP : SCC : CCFV : ☐ WATER	LP : SCC : CCFV : ☐ WATER	HF : S :
LP : SCC : CCFV : ☐ WATER	LP : SCC : CCFV : ☐ WATER	LP : SCC : CCFV : ☐ WATER	HF : S :
LP : SCC : CCFV : ☐ WATER	LP : SCC : CCFV : ☐ WATER	LP : SCC : CCFV : ☐ WATER	HF : S :
LP : SCC : CCFV : ☐ WATER	LP : SCC : CCFV : ☐ WATER	LP : SCC : CCFV : ☐ WATER	HF : S :
LP : SCC : CCFV : ☐ WATER	LP : SCC : CCFV : ☐ WATER	LP : SCC : CCFV : ☐ WATER	HF : S :
LP : SCC : CCFV : ☐ WATER	LP : SCC : CCFV : ☐ WATER	LP : SCC : CCFV : ☐ WATER	HF : S :

REMINDER: Healthy fats are important, but you don't need to eat them with every meal. Two or three servings each day is fine.

"The first and most important step toward success is the feeling that we can succeed."

– Nelson Boswell

FOOD TIP

Dessert really is for special occasions. Figure out what those are — birthdays, anniversaries, celebrations — and eat dessert only on those dates rather than every day. Then dessert is the treat it is supposed to be and doesn't become an unhealthy habit that packs on pounds.

WEEKLY GOAL

SHOPPING LIST

Lean Protein

☐ _____
☐ _____
☐ _____
☐ _____
☐ _____
☐ _____

Starchy Complex Carbs

☐ _____
☐ _____
☐ _____
☐ _____
☐ _____
☐ _____

Fruit & Vegetables

☐ _____
☐ _____
☐ _____
☐ _____
☐ _____
☐ _____

Healthy Fats

☐ _____
☐ _____
☐ _____

Supplements

☐ _____
☐ _____
☐ _____

MONTHLY REASSESSMENT

DATE

	CURRENT	CHANGE
Weight		
Body-fat percentage		

MEASUREMENTS	CURRENT	CHANGE
Chest		
Waist		
Hips		
Right Thigh		
Left Thigh		
Right Arm: – relaxed		
– flexed		
Left Arm: – relaxed		
– flexed		
Right Calf		
Left Calf		

MONTHLY GOAL

By this time next month...

MY ROUTINE

How will I change my workout routine to accomplish my goals?

NOTES

WEEKLY FOOD TRACKER

DATE

	MORNING START	MIDMORNING BOOSTER	LUNCHTIME REFUEL
MON	LP : SCC : CCFV : ☐ WATER	LP : SCC : CCFV : ☐ WATER	LP : SCC : CCFV : ☐ WATER
TUES	LP : SCC : CCFV : ☐ WATER	LP : SCC : CCFV : ☐ WATER	LP : SCC : CCFV : ☐ WATER
WED	LP : SCC : CCFV : ☐ WATER	LP : SCC : CCFV : ☐ WATER	LP : SCC : CCFV : ☐ WATER
THUR	LP : SCC : CCFV : ☐ WATER	LP : SCC : CCFV : ☐ WATER	LP : SCC : CCFV : ☐ WATER
FRI	LP : SCC : CCFV : ☐ WATER	LP : SCC : CCFV : ☐ WATER	LP : SCC : CCFV : ☐ WATER
SAT	LP : SCC : CCFV : ☐ TRATER	LP : SCC : CCFV : ☐ WATER	LP : SCC : CCFV : ☐ WATER
SUN	LP : SCC : CCFV : ☐ WATER	LP : SCC : CCFV : ☐ WATER	LP : SCC : CCFV : ☐ WATER

REMINDER: You need complex carbohydrates with every meal, but that doesn't always mean starches. Stick to 2-4 servings of starchy carbs each day.

LEGEND

LP = Lean Protein (meat, fish, tofu, etc.) **5-6 servings daily**
SCC = Starchy Complex Carbs (banana, rice, sweet potato, pasta, etc.) **2-4 servings daily**
CCFV = Complex Carbs from Fruit and Vegetables **5-6 servings daily**
HF = Healthy Fats (olive oil, avocado, flaxseed, nuts, etc.) **2-3 servings daily**
S = Supplements (vitamins, minerals, etc.)

MIDAFTER-NOON MUNCH	DINNER DELIGHT	BEFORE BED IF HUNGRY	HF/S FOR DAY
LP : SCC : CCFV : ☐ WATER	LP : SCC : CCFV : ☐ WATER	LP : SCC : CCFV : ☐ WATER	HF : S :
LP : SCC : CCFV : ☐ WATER	LP : SCC : CCFV : ☐ WATER	LP : SCC : CCFV : ☐ WATER	HF : S :
LP : SCC : CCFV : ☐ WATER	LP : SCC : CCFV : ☐ WATER	LP : SCC : CCFV : ☐ WATER	HF : S :
LP : SCC : CCFV : ☐ WATER	LP : SCC : CCFV : ☐ WATER	LP : SCC : CCFV : ☐ WATER	HF : S :
LP : SCC : CCFV : ☐ WATER	LP : SCC : CCFV : ☐ WATER	LP : SCC : CCFV : ☐ WATER	HF : S :
LP : SCC : CCFV : ☐ WATER	LP : SCC : CCFV : ☐ WATER	LP : SCC : CCFV : ☐ WATER	HF : S :
LP : SCC : CCFV : ☐ WATER	LP : SCC : CCFV : ☐ WATER	LP : SCC : CCFV : ☐ WATER	HF : S :

REMINDER: Healthy fats are important, but you don't need to eat them with every meal. Two or three servings each day is fine.

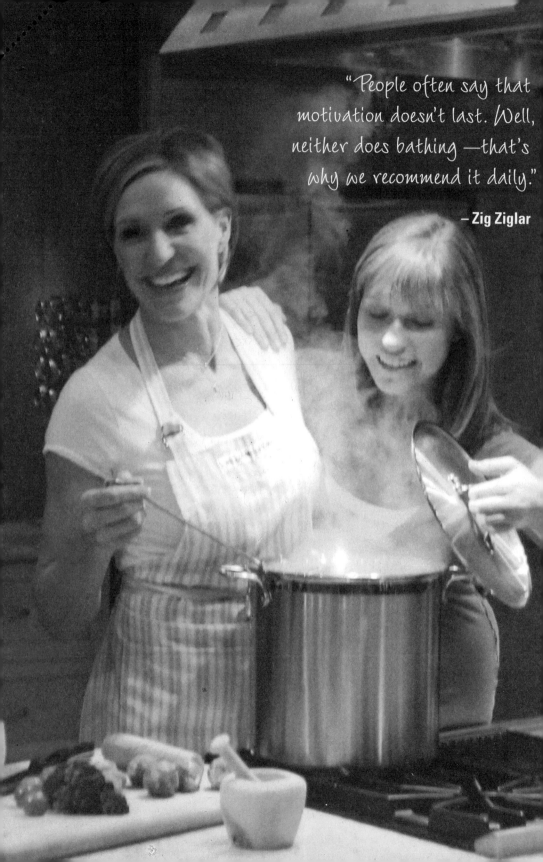

"People often say that motivation doesn't last. Well, neither does bathing —that's why we recommend it daily."

— **Zig Ziglar**

FOOD TIP

Eat for the right reasons. Food is supposed to give you nutrition and please your palate. That's it. If food is your best friend it is time to get a new one. Make a list of the moments when you reach for your favorite indulgence and decide to do something other than eat!

WEEKLY GOAL

SHOPPING LIST

Lean Protein

- [ ] _____
- [ ] _____
- [ ] _____
- [ ] _____
- [ ] _____
- [ ] _____

Starchy Complex Carbs

- [ ] _____
- [ ] _____
- [ ] _____
- [ ] _____
- [ ] _____
- [ ] _____

Fruit & Vegetables

- [ ] _____
- [ ] _____
- [ ] _____
- [ ] _____
- [ ] _____
- [ ] _____

Healthy Fats

- [ ] _____
- [ ] _____
- [ ] _____

Supplements

- [ ] _____
- [ ] _____
- [ ] _____

WEEKLY FOOD TRACKER

	MORNING START	MIDMORNING BOOSTER	LUNCHTIME REFUEL
MON	LP : SCC : CCFV : ☐ WATER	LP : SCC : CCFV : ☐ WATER	LP : SCC : CCFV : ☐ WATER
TUES	LP : SCC : CCFV : ☐ WATER	LP : SCC : CCFV : ☐ WATER	LP : SCC : CCFV : ☐ WATER
WED	LP : SCC : CCFV : ☐ WATER	LP : SCC : CCFV : ☐ WATER	LP : SCC : CCFV : ☐ WATER
THUR	LP : SCC : CCFV : ☐ WATER	LP : SCC : CCFV : ☐ WATER	LP : SCC : CCFV : ☐ WATER
FRI	LP : SCC : CCFV : ☐ WATER	LP : SCC : CCFV : ☐ WATER	LP : SCC : CCFV : ☐ WATER
SAT	LP : SCC : CCFV : ☐ WATER	LP : SCC : CCFV : ☐ WATER	LP : SCC : CCFV : ☐ WATER
SUN	LP : SCC : CCFV : ☐ WATER	LP : SCC : CCFV : ☐ WATER	LP : SCC : CCFV : ☐ WATER

REMINDER: You need complex carbohydrates with every meal, but that doesn't always mean starches. Stick to 2-4 servings of starchy carbs each day.

LEGEND

LP = Lean Protein (meat, fish, tofu, etc.) **5-6 servings daily**
SCC = Starchy Complex Carbs (banana, rice, sweet potato, pasta, etc.) **2-4 servings daily**
CCFV = Complex Carbs from Fruit and Vegetables **5-6 servings daily**
HF = Healthy Fats (olive oil, avocado, flaxseed, nuts, etc.) **2-3 servings daily**
S = Supplements (vitamins, minerals, etc.)

MIDAFTER-NOON MUNCH	DINNER DELIGHT	BEFORE BED IF HUNGRY	HF/S FOR DAY
LP : SCC : CCFV : ☐ WATER	LP : SCC : CCFV : ☐ WATER	LP : SCC : CCFV : ☐ WATER	HF : S :
LP : SCC : CCFV : ☐ WATER	LP : SCC : CCFV : ☐ WATER	LP : SCC : CCFV : ☐ WATER	HF : S :
LP : SCC : CCFV : ☐ WATER	LP : SCC : CCFV : ☐ WATER	LP : SCC : CCFV : ☐ WATER	HF : S :
LP : SCC : CCFV : ☐ WATER	LP : SCC : CCFV : ☐ WATER	LP : SCC : CCFV : ☐ WATER	HF : S :
LP : SCC : CCFV : ☐ WATER	LP : SCC : CCFV : ☐ WATER	LP : SCC : CCFV : ☐ WATER	HF : S :
LP : SCC : CCFV : ☐ WATER	LP : SCC : CCFV : ☐ WATER	LP : SCC : CCFV : ☐ WATER	HF : S :
LP : SCC : CCFV : ☐ WATER	LP : SCC : CCFV : ☐ WATER	LP : SCC : CCFV : ☐ WATER	HF : S :

REMINDER: Healthy fats are important, but you don't need to eat them with every meal. Two or three servings each day is fine.

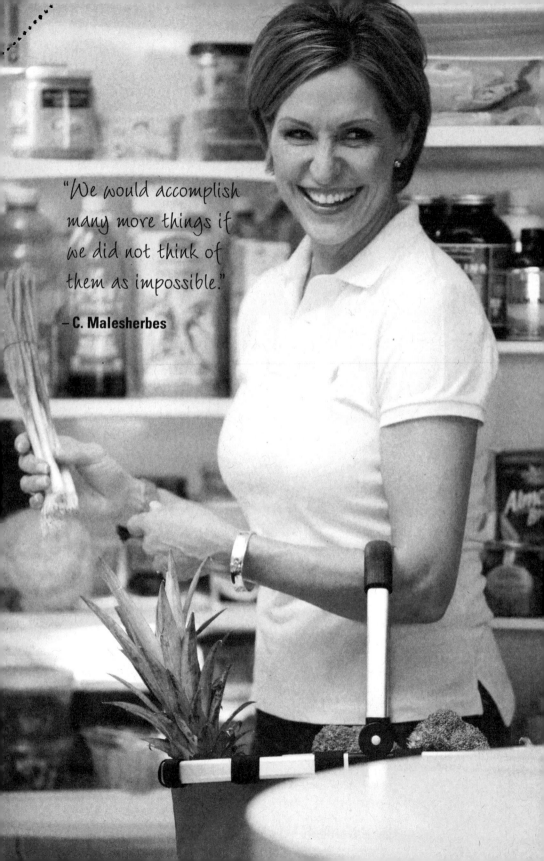

"We would accomplish many more things if we did not think of them as impossible."

– C. Malesherbes

FOOD TIP

Flaxseed delivers potent health benefits for pennies a spoonful. Buy seeds whole. Grind them coarsely in a coffee mill and store in Mason jars in the refrigerator. Strive to eat two to four tablespoons of ground flaxseed each day.

WEEKLY GOAL

SHOPPING LIST

Lean Protein

☐ _____
☐ _____
☐ _____
☐ _____
☐ _____
☐ _____

Starchy Complex Carbs

☐ _____
☐ _____
☐ _____
☐ _____
☐ _____
☐ _____

Fruit & Vegetables

☐ _____
☐ _____
☐ _____
☐ _____
☐ _____
☐ _____

Healthy Fats

☐ _____
☐ _____
☐ _____

Supplements

☐ _____
☐ _____
☐ _____

WEEKLY FOOD TRACKER

DATE

	MORNING START	MIDMORNING BOOSTER	LUNCHTIME REFUEL
MON	LP : SCC : CCFV : ☐ WATER	LP : SCC : CCFV : ☐ WATER	LP : SCC : CCFV : ☐ WATER
TUES	LP : SCC : CCFV : ☐ WATER	LP : SCC : CCFV : ☐ WATER	LP : SCC : CCFV : ☐ WATER
WED	LP : SCC : CCFV : ☐ WATER	LP : SCC : CCFV : ☐ WATER	LP : SCC : CCFV : ☐ WATER
THUR	LP : SCC : CCFV : ☐ WATER	LP : SCC : CCFV : ☐ WATER	LP : SCC : CCFV : ☐ WATER
FRI	LP : SCC : CCFV : ☐ WATER	LP : SCC : CCFV : ☐ WATER	LP : SCC : CCFV : ☐ WATER
SAT	LP : SCC : CCFV : ☐ WATER	LP : SCC : CCFV : ☐ WATER	LP : SCC : CCFV : ☐ WATER
SUN	LP : SCC : CCFV : ☐ WATER	LP : SCC : CCFV : ☐ WATER	LP : SCC : CCFV : ☐ WATER

REMINDER: You need complex carbohydrates with every meal, but that doesn't always mean starches. Stick to 2-4 servings of starchy carbs each day.

LEGEND

LP = Lean Protein (meat, fish, tofu, etc.) **5-6 servings daily**
SCC = Starchy Complex Carbs (banana, rice, sweet potato, pasta, etc.) **2-4 servings daily**
CCFV = Complex Carbs from Fruit and Vegetables **5-6 servings daily**
HF = Healthy Fats (olive oil, avocado, flaxseed, nuts, etc.) **2-3 servings daily**
S = Supplements (vitamins, minerals, etc.)

MIDAFTER-NOON MUNCH	DINNER DELIGHT	BEFORE BED IF HUNGRY	HF/S FOR DAY
LP : SCC : CCFV : ☐ WATER	LP : SCC : CCFV : ☐ WATER	LP : SCC : CCFV : ☐ WATER	HF : S :
LP : SCC : CCFV : ☐ WATER	LP : SCC : CCFV : ☐ WATER	LP : SCC : CCFV : ☐ WATER	HF : S :
LP : SCC : CCFV : ☐ WATER	LP : SCC : CCFV : ☐ WATER	LP : SCC : CCFV : ☐ WATER	HF : S :
LP : SCC : CCFV : ☐ WATER	LP : SCC : CCFV : ☐ WATER	LP : SCC : CCFV : ☐ WATER	HF : S :
LP : SCC : CCFV : ☐ WATER	LP : SCC : CCFV : ☐ WATER	LP : SCC : CCFV : ☐ WATER	HF : S :
LP : SCC : CCFV : ☐ WATER	LP : SCC : CCFV : ☐ WATER	LP : SCC : CCFV : ☐ WATER	HF : S :
LP : SCC : CCFV : ☐ WATER	LP : SCC : CCFV : ☐ WATER	LP : SCC : CCFV : ☐ WATER	HF : S :

REMINDER: Healthy fats are important, but you don't need to eat them with every meal. Two or three servings each day is fine.

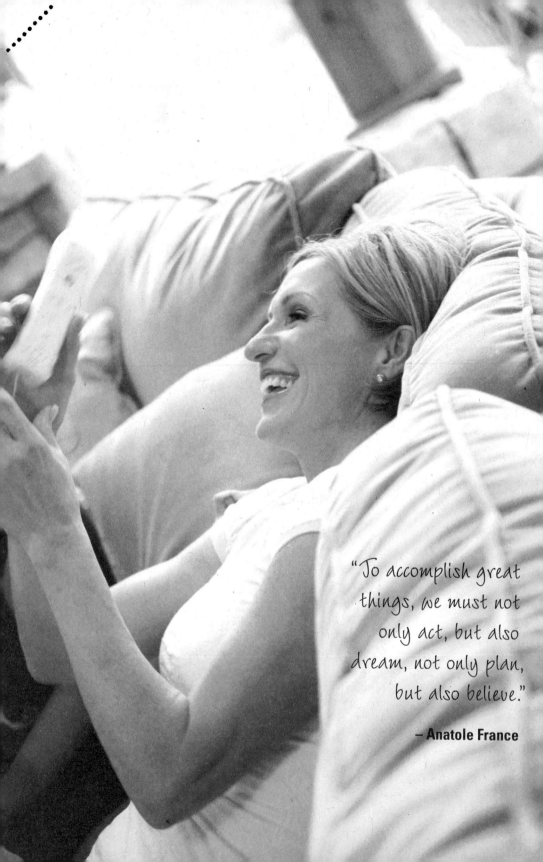

"To accomplish great
things, we must not
only act, but also
dream, not only plan,
but also believe."

– **Anatole France**

FOOD TIP

When performing cardio-vascular exercise, the goal for fat burning is not to run nine-minute miles. It is better to run at a pace of about 5 or 6 mph and vary the incline and speed periodically to challenge the body. Results will follow.

WEEKLY GOAL

SHOPPING LIST

Lean Protein

☐ _____
☐ _____
☐ _____
☐ _____
☐ _____
☐ _____

Starchy Complex Carbs

☐ _____
☐ _____
☐ _____
☐ _____
☐ _____
☐ _____

Fruit & Vegetables

☐ _____
☐ _____
☐ _____
☐ _____
☐ _____
☐ _____

Healthy Fats

☐ _____
☐ _____
☐ _____

Supplements

☐ _____
☐ _____
☐ _____

WEEKLY FOOD TRACKER

	MORNING START	MIDMORNING BOOSTER	LUNCHTIME REFUEL
MON	LP : SCC : CCFV : ☐ WATER	LP : SCC : CCFV : ☐ WATER	LP : SCC : CCFV : ☐ WATER
TUES	LP : SCC : CCFV : ☐ WATER	LP : SCC : CCFV : ☐ WATER	LP : SCC : CCFV : ☐ WATER
WED	LP : SCC : CCFV : ☐ WATER	LP : SCC : CCFV : ☐ WATER	LP : SCC : CCFV : ☐ WATER
THUR	LP : SCC : CCFV : ☐ WATER	LP : SCC : CCFV : ☐ WATER	LP : SCC : CCFV : ☐ WATER
FRI	LP : SCC : CCFV : ☐ WATER	LP : SCC : CCFV : ☐ WATER	LP : SCC : CCFV : ☐ WATER
SAT	LP : SCC : CCFV : ☐ WATER	LP : SCC : CCFV : ☐ WATER	LP : SCC : CCFV : ☐ WATER
SUN	LP : SCC : CCFV : ☐ WATER	LP : SCC : CCFV : ☐ WATER	LP : SCC : CCFV : ☐ WATER

REMINDER: You need complex carbohydrates with every meal, but that doesn't always mean starches. Stick to 2-4 servings of starchy carbs each day.

LEGEND

LP = Lean Protein (meat, fish, tofu, etc.) **5-6 servings daily**
SCC = Starchy Complex Carbs (banana, rice, sweet potato, pasta, etc.) **2-4 servings daily**
CCFV = Complex Carbs from Fruit and Vegetables **5-6 servings daily**
HF = Healthy Fats (olive oil, avocado, flaxseed, nuts, etc.) **2-3 servings daily**
S = Supplements (vitamins, minerals, etc.)

MIDAFTER-NOON MUNCH	DINNER DELIGHT	BEFORE BED IF HUNGRY	HF/S FOR DAY
LP : SCC : CCFV : ☐ WATER	LP : SCC : CCFV : ☐ WATER	LP : SCC : CCFV : ☐ WATER	HF : S :
LP : SCC : CCFV : ☐ WATER	LP : SCC : CCFV : ☐ WATER	LP : SCC : CCFV : ☐ WATER	HF : S :
LP : SCC : CCFV : ☐ WATER	LP : SCC : CCFV : ☐ WATER	LP : SCC : CCFV : ☐ WATER	HF : S :
LP : SCC : CCFV : ☐ WATER	LP : SCC : CCFV : ☐ WATER	LP : SCC : CCFV : ☐ WATER	HF : S :
LP : SCC : CCFV : ☐ WATER	LP : SCC : CCFV : ☐ WATER	LP : SCC : CCFV : ☐ WATER	HF : S :
LP : SCC : CCFV : ☐ WATER	LP : SCC : CCFV : ☐ WATER	LP : SCC : CCFV : ☐ WATER	HF : S :
LP : SCC : CCFV : ☐ WATER	LP : SCC : CCFV : ☐ WATER	LP : SCC : CCFV : ☐ WATER	HF : S :

REMINDER: Healthy fats are important, but you don't need to eat them with every meal. Two or three servings each day is fine.

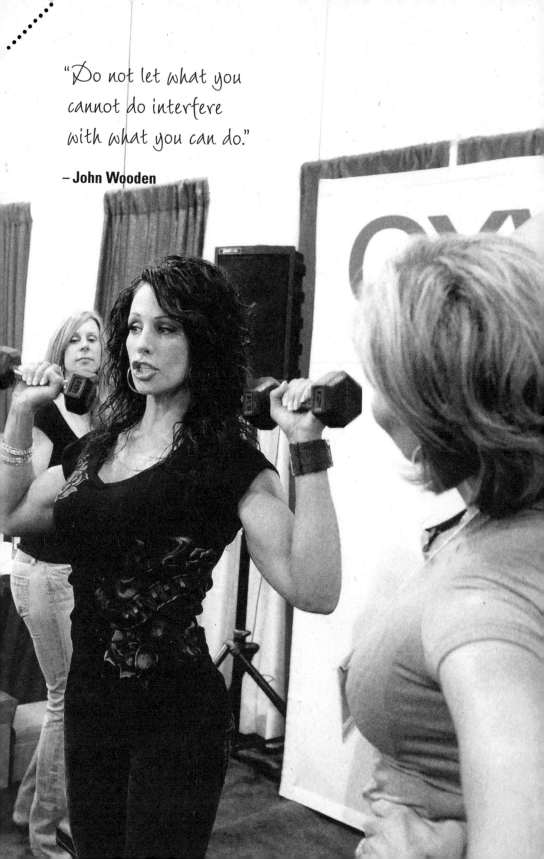

"*Do not let what you cannot do interfere with what you can do.*"

– John Wooden

FOOD TIP

The single most important change you can make to your diet today is to avoid sugar. There is nothing more destructive to health than the consumption of this ingredient. By avoiding sugar you will notice changes to your physique as well as your health. Better still, it does not cost you a penny — in fact deleting sugar from your diet will probably save you money.

WEEKLY GOAL

SHOPPING LIST

Lean Protein
- ☐
- ☐
- ☐
- ☐
- ☐
- ☐

Starchy Complex Carbs
- ☐
- ☐
- ☐
- ☐
- ☐
- ☐

Fruit & Vegetables
- ☐
- ☐
- ☐
- ☐
- ☐
- ☐

Healthy Fats
- ☐
- ☐
- ☐

Supplements
- ☐
- ☐
- ☐

MONTHLY REASSESSMENT

DATE

	CURRENT	CHANGE
Weight		
Body-fat percentage		

MEASUREMENTS	CURRENT	CHANGE
Chest		
Waist		
Hips		
Right Thigh		
Left Thigh		
Right Arm: – relaxed		
– flexed		
Left Arm: – relaxed		
– flexed		
Right Calf		
Left Calf		

MONTHLY GOAL

By this time next month...

MY ROUTINE

How will I change my workout routine to accomplish my goals?

NOTES

PERSONAL DATA

DATE	

Weight	
Body-fat percentage	

MEASUREMENTS

Chest	
Waist	
Right Thigh	
Left Thigh	
Right Calf	
Left Calf	

Hips	
Right Arm: – relaxed	
– flexed	
Left Arm: – relaxed	
– flexed	

Put your after
photo here

GOALS

DATE

WHAT I'VE ACHIEVED THIS YEAR

Day by day it can be hard to see your achievements, but look what you've accomplished as those days turned into a year!

ACHIEVEMENTS IN PHYSICAL APPEARANCE:

ACHIEVEMENTS IN HEALTH & WELLNESS:

ACHIEVEMENTS IN STRENGTH & FITNESS:

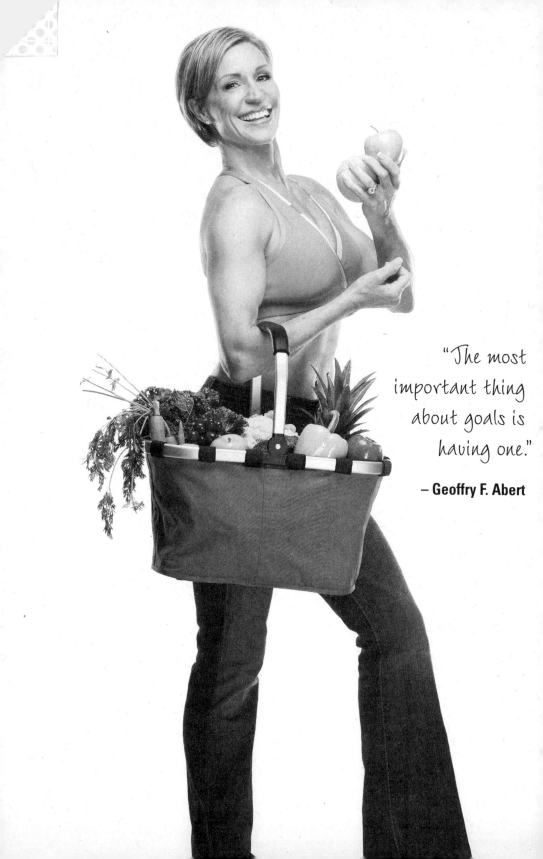

"The most
important thing
about goals is
having one."

— Geoffry F. Abert

Contributing Photographers

Paul Buceta

Cathy Chatterton

Robert Kennedy

OTHER TITLES IN THE EAT-CLEAN DIET SERIES BY TOSCA RENO

The Eat-Clean Diet

First in this best-selling series, *The Eat-Clean Diet* covers the basics of Clean Eating, including two weeks of menu plans and over 30 recipes. Focused on making Clean Eating work every day, author Tosca Reno shows you how to pack a cooler, cook planned leftovers and use superfoods and supplements to fire up your metabolism. She also covers tips for problems such as feeding your kids and eating out, helping you apply Clean Eating to your life. Watch yourself transform as you become a thinner, healthier version of yourself, with glowing skin, beautiful hair, strong nails and energy to spare.

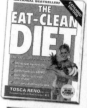

The Eat-Clean Diet Cookbook

A perfect follow-up, this best-selling cookbook is bound to be your go-to guide for Clean meals, with over 150 recipes and gorgeous color photos throughout. From soups and sauces to main courses and desserts, Tosca touches on every food group, combining them into easy-to-prepare, delicious meals that are crowd favorites. Bonus info pages explain the Eat-Clean principles, protein facts, sugar substitutes and more. Grab your apron and heat up the oven because delicious, healthy food is on the menu tonight!

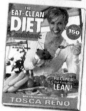

The Eat-Clean Diet Workout

Eating Clean is a big part of the puzzle, but exercise is the missing piece. As a seasoned competitor and fitness columnist, Tosca shares her wealth of knowledge with you, including her own workout routines and secret tips from the best in the business. There are chapters devoted to each body part, tried-and-true equipment, training plans and nutrition. Whether you're a pro or a beginner, there is something for you in *The Eat-Clean Diet Workout*. Bonus 30-minute DVD!

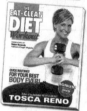

The Eat-Clean Diet Workout Journal

The perfect companion to your workout, *The Eat-Clean Diet Workout Journal* contains daily journal space for reps, sets, weights, exercises, cardio and goal setting. Additionally, motivational tips, quotes and photos, help guarantee you'll be in your best shape ever. Journaling increases success by as much as 50 percent!

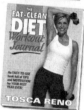

The Eat-Clean Diet for Family and Kids

Tosca Reno has changed the face of health, diet and fitness with her Eat-Clean revolution, and now she's delivering that message to the family. In her foreword, cosmetics icon, CEO and mother-of-three Bobbi Brown says, "Tosca Reno's newest book could not have come at a better time … Healthy eating needs to start at home and it is our obligation as parents to set the right example for our kids." With tons of tips, tricks and advice in addition to 60 kid-friendly recipes, this book is sure to become your biggest resource.

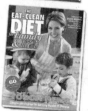

The Eat-Clean Diet For Men

When men saw the results their wives and girlfriends were getting with *The Eat-Clean Diet,* many of them wanted to know if they could Eat Clean too. The answer? A resounding yes! In fact, Eating Clean was originally developed by, and for, men. So when men Eat Clean they are assured of getting the foods they love, and in quantities that feed their manly muscles. Along with her husband Robert Kennedy, Tosca Reno shows men the way to take care of their specific health problems and their sexual health while creating their optimal physiques And the best news? They never have to count calories or eat like rabbits while doing so.

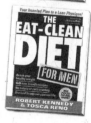

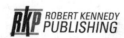
RKP ROBERT KENNEDY PUBLISHING